"十三五"高等职业院校经济与贸易类融岗式示范教材

报 检 实 务

主　编　赵　阔

副主编　王桂英　赵　毅

U0283089

中国财富出版社

图书在版编目（CIP）数据

报检实务 / 赵阔主编 . —北京：中国财富出版社，2017.5（2024.1 重印）

（"十三五"高等职业院校经济与贸易类融岗式示范教材）

ISBN 978 - 7 - 5047 - 6484 - 3

Ⅰ. ①报… Ⅱ. ①赵… Ⅲ. ①国境检疫—中国—高等职业教育—教材 Ⅳ. ①R185.3

中国版本图书馆 CIP 数据核字（2017）第 116175 号

策划编辑	李 丽	责任编辑 邢有涛 郭怡君		
责任印制	尚立业	责任校对 杨小静		责任发行 杨 江

出版发行	中国财富出版社
社　　址	北京市丰台区南四环西路 188 号 5 区 20 楼　　　**邮政编码**　100070
电　　话	010 - 52227588 转 2098（发行部）　　　010 - 52227588 转 321（总编室）
	010 - 52227566（24 小时读者服务）　　　010 - 52227588 转 305（质检部）
网　　址	http://www.cfpress.com.cn
经　　销	新华书店
印　　刷	宝蕾元仁浩（天津）印刷有限公司
书　　号	ISBN 978 - 7 - 5047 - 6484 - 3/R · 0096
开　　本	787mm × 1092mm　1/16　　　　　**版　次** 2020 年 7 月第 1 版
印　　张	13.25　　　　　**印　次** 2024 年 1 月第 3 次印刷
字　　数	275 千字　　　　　**定　价** 39.00 元

前　言

　　本教材以高等职业技术院校师生为服务对象，紧密结合外贸业务实际环节，注重实际操作技能的培养和训练，旨在培养实用型、复合型高技能国际贸易人才。本教材特点如下。

　　本教材基于工作过程和工作项目开发，在介绍报检业务基本知识的基础上，引入实际报检业务，模拟报检方案设计，完成理论与实践的无缝对接。本教材共分五大模块，分别为初识出入境检验检疫、认识报检、入境报检、出境报检、报检方案设计。每个模块下按需设有学习目标、任务导入、相关知识、拓展链接、简单实训和巩固提升几个部分，按实际工作和学习规律将理论知识和实践技能有机结合起来，培养学生的报检知识应用能力。

　　模块一介绍了检验检疫的基本知识；模块二概述了报检基本情况；模块三和模块四详细讲述了出入境货物、交通运输工具、快件、邮寄物的报检要求、程序以及报检单据的填写与准备；模块五讲述了根据实际报检业务设计报检方案。

　　为适应国际贸易业务的最新发展趋势，内容上本教材采用最新的报检平台 E-CIQ 等最新内容。

　　本教材模块一由天津对外经济贸易职业学院王桂英编写；模块二至模块四由辽宁经济职业技术学院赵阔编写；模块五由中国外运辽宁有限公司业务经理赵毅编写。全书最终由赵阔统稿。

　　本教材以实用技能的培养为宗旨，内容翔实、新颖、实用，重点突出、明确，结构完整、系统，既方便教学又便于使用，可作为高等职业技术院校国际贸易实务、报关与国际货运、电子商务、跨境电商、国际物流等相关专业的教材，也可供相关工作者参考。

编　者

2020 年 3 月

目　录

模块一　初识出入境检验检疫

学习目标

知识目标：1. 了解世界检验检疫的发展历程；

2. 了解我国出入境检验检疫的发展历程；

3. 掌握检验检疫管理机构的组成、职能、工作内容；

4. 理解检验检疫工作依据。

技能目标：1. 能够利用中华人民共和国海关总署等机构的网站随时了解国内外的检验检疫最新信息；

2. 能够熟练查阅《出入境检验检疫机构实施检验检疫的进出境商品目录》。

任务一　出入境检验检疫的发展历程

任务导入

2013 年 12 月至 2015 年 10 月，全世界共报告 121 人感染 H5N1 禽流感病毒，其中 62 人死亡，中国也出现了感染病例。面对国内外高度致病性禽流感蔓延的严峻形势，谁将为国家的门户严格把关，禁止疫情携出带入呢？

出入境检验检疫，是指检验检疫机构依照法律、行政法规和国际惯例等要求，对出入境的货物、交通运输工具、人员等进行检验检疫、认证及签发官方检验检疫证明等的监督管理工作。

相关知识

一、世界检验检疫的发展历程

（一）世界第一个卫生检疫站

鼠疫（Plague）又名黑死病，是由鼠疫杆菌引起的一种烈性传染病。在人类历史上，共暴发了3次大规模的鼠疫，其危害巨大，在鼠疫暴发流行期间，人和鼠大量死亡，给人类造成了巨大灾难。

鼠疫的第二次大规模流行开始于公元14世纪20年代，有人估计，1347—1350年，仅在欧洲，就有2000万人死于鼠疫。面对这样惨烈的事实，人类发现隔离能够有效阻挡瘟疫的蔓延。就这样，最早的公共防疫政策诞生了。1347年，威尼斯共和国任命了3名官员，其职责是监督并驱逐所有来自疫区的船只离开威尼斯港口（见图1-1）。1377年，拉古萨城扣留从疫区来的游客30天，这样还不见效果，又将扣留时间延长到40天，规定来自鼠疫流行地区的抵港船只必须滞留停泊40天，在此期间对船上全部人员进行强制隔离，以便使疾病通过潜伏期而得以表露，无病者才允许登陆。

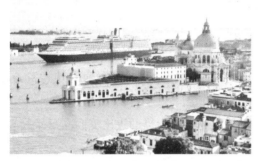

图1-1 威尼斯港口

意大利人正是在和这次鼠疫作斗争的过程中创建了检疫制度。1348年，意大利政府在威尼斯港建立了世界上第一个卫生检疫站，以防止鼠疫等传染病传入国内。此后，世界许多国家在遇到周边国家有瘟疫流行时，纷纷效仿意大利，建章立制，设立机构，防止疫病传入本国。至19世纪，世界性的检疫制度基本形成。

（二）最早的植物检疫

在农业上，防止病虫害传播的早期法规是1660年法国卢昂地区为了控制小麦秆锈病（见图1-2）流行而提出的有关铲除小檗（小麦秆锈病菌的转主寄主）并禁止其输入的法令。19世纪40—70年代，一系列灾难性病虫的远距离传播，造成爱尔兰马铃薯晚疫病的大流行、葡萄白粉病和葡萄黑腐病的相继发生，以及危害柑橘的吹棉蚧从澳大利亚传入西欧等，使得越来越多的国家重视采用检疫措施以保护农业。1873年，德国明令禁止美国的植物及其产品进口，以防止毁灭性的马铃薯甲虫传入。1877年，英国也为此颁布了禁令。随后，欧洲、美洲、亚洲的其他一些国家以及澳大利亚等纷纷制定植物检疫法令，并成立了相应机构执行检疫任务。当前世界上绝大多数国家都已制定了自己的植物检疫法规。通过检疫检验发现有害生物后，各国一般采取以下处理措施：①禁止入境或限制进口；②消毒除害处理；③改变输入植物材料的用途；④铲除受害植物，消灭

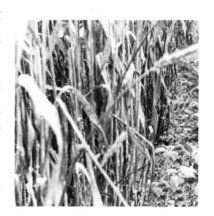

图1-2 小麦秆锈病

初发疫源地。

　　法国政府于 1660 年制定法规以防止小麦秆锈病的传入，并于 1664 年制定 150 余种商品的品质规格，首创了国家对进出口商品的品质管制制度。经过几百年的发展，世界各主要国家形成了比较完善的出入境卫生检疫、出入境动植物检疫和出入境商品检验检疫制度，一些重要的国际组织，如世界贸易组织（WTO）也有众多相关的协定和协议。

二、中国出入境检验检疫的发展历程

（一）历史上的中国检验检疫

　　从人类社会进入原始社会末期开始，自发的原始检验检疫行为就已经萌芽。随着剩余产品的出现和手工业从农业中分离出来，原始的商品交换行为产生，为了确保这种商品交换结果的公平，交换的双方必然要对交易物——商品进行数量和质量的评品，这就是一种原始和自发的检验行为。

　　从秦汉开始一直到清末，我国历朝历代对于传染病的检疫和防治均有一定的法规，并规定了相应的措施。隋、唐、宋、明各个朝代均设立主管对外贸易的机构，如"交市监""榷易院""市舶司"等，并在这些管理对外贸易的机构中设立牙行，协助政府维持市场秩序，参与互市贸易的管理，校勘度量衡，为买卖双方检验鉴定货物的数量和质量，确定价格。由专业的牙人为买卖双方牵线以及检验、鉴定货物的数量和质量，对船舶和货物进行检验和鉴定。

　　到了清代，市舶司的关税征收和打击走私的职责开始由海关担任，另一部分贸易管理职能则由新兴的牙行组织——十三行代替。为了满足对外贸易和商品经济发展的需要，清廷在广州等地设立海关，开放广州等口岸对外通商，并将明代在广州设立的36 家市舶牙行中剩下的 13 家联合组建成十三行（见图 1-3），并指定由十三行负责经营和管理对外贸易。

（二）近代中国的检验检疫

　　1835 年，英国友宁保险公司进入中国香港，设立友宁洋行，办理船舶残损鉴定业务。

　　1864 年，英国劳合氏公司代理人在上海成立仁记洋行（见图 1-4），代理劳合氏公司在华的一切水险和船舶检验鉴定业务。这是中国第一个办

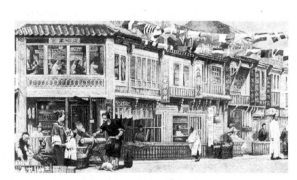

图 1-3　十三行

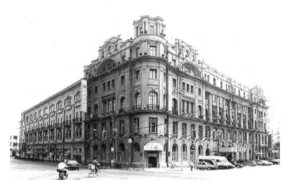

图 1-4 仁记洋行

理商检业务的机构。

19 世纪后半叶，东南亚、美洲新开发经济区域的发展，需要从中国引进大量劳工，为了维护外国殖民者在华的利益，外国殖民者控制下的海关当局开始在我国设立卫生检疫机构，对外来船舶实施检疫，同时对我国输出劳工开展健康检查。

1873 年，为防止东南亚流行的霍乱传入，上海海关草拟《检疫章程》，商请各国驻沪领事团同意后正式颁布实施，开始由海关关医对入境船舶开展检疫。同年稍后，厦门海关也颁布了相关的章程，对入境船舶开展卫生检疫。

1903 年，受沙俄在中东铁路中国境内强行设立铁路兽医的影响，清廷在中东铁路管理局设立铁路兽医处，聘请专业人员开展家畜疫病防治工作并逐步实施运输检疫。

1910 年，中国东北地区发生大面积鼠疫，近 6 万人死于此次瘟疫。清廷外务部任命伍连德为防疫总医官赴东北开展防疫工作，东北地区接受伍连德的呼吁，对东北全境进行检疫，从水路和陆路两个途径对所有的旅客进行过境检疫，并对疫区运往外地的物资进行熏蒸消毒处理。

1912 年，民国政府于哈尔滨成立东三省防疫事务总管理处，任命伍连德为处长，在东北地区开展防疫和检疫工作。

1928 年，南京国民政府成立以后，先后提出了"收回检政"和"统一检政"的口号，开始设立由中央政府垂直领导的检验检疫机构。

1929 年 5 月，国民政府工商部上海商品检验局成立。此后，汉口、青岛、天津、广州商品检验局先后成立，并将此前地方政府设立的检验所统一划归各地商检局领导，正式开展出口商品检验和出口动物产品的检疫。

1930 年，国民政府农矿部先后在上海、天津、广州设立农产物检查所，对进出境的植物产品开展检疫工作。国民政府卫生部先后颁布《海港检疫章程》（见图 1-5）和《传染病预防条例》，成立了卫生部海港检疫管理处，同时从上海海关收回检疫

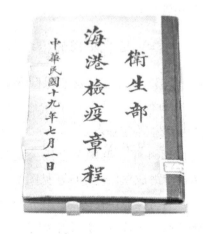

图 1-5 海港检疫章程

权，成立上海海港检疫所，与卫生部海港检疫管理处合署办公，两块牌子，一套人马，伍连德兼任卫生部海港检疫管理处处长和上海海港检疫所所长职务。

1932年，国民政府农矿部和工商部合并成立实业部，根据"统一检政"的原则，由农矿部设立的3处农产物检查所与各地商品检验局合并，由各商品检验局统一办理进出口商品检验和动植物检疫业务。

至此，我国的出入境检验检疫体系已基本成型，形成了一套相对独立、系统的技术执法体系。

（三）新中国的检验检疫

1947年，中国共产党领导下的第一个检验检疫机构——中苏联合化验室成立。这是在苏联专家的帮助下，东北人民政府贸易部在满洲里和绥芬河两处设立的化验室，主要目的是促进东北地区对苏联贸易的顺利开展，对我国输往苏联的粮食和猪肉实施检验。中苏联合化验室如图1-6所示。

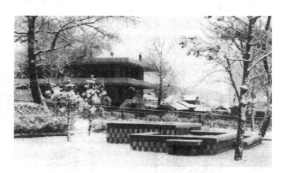

图1-6 中苏联合化验室

1949年，中华人民共和国成立前后，在上海、汉口、天津、青岛、广州和重庆设立6个商品检验局并在上海、汉口、秦皇岛等17个海港设立卫生检疫所，为社会主义建设服务。中央贸易部对外贸易司商品检验处成立，主管全国的进出口商品检验工作。

1952年，中央贸易部分为对外贸易部和商业部，在对外贸易部下设商品检验总局，加强了对全国进出口商品检验工作的领导。

1953年，卫生部决定，除北京、天津、秦皇岛三处检疫所外，其他卫生检疫机构统一划归各省、市、自治区卫生厅（局）管辖。

1960年，各地商品检验局统一下放到各省、市、自治区管理，成为地方外贸局（商业厅）的一部分。

1964年，国务院决定将进出境动植物检疫由外贸部商检总局划归农业部管理，并于次年在部分开放口岸设立进出境动植物检疫所。至此，我国的检验检疫形成了进出口商品检验、进出境动植物检疫和国境卫生检疫三个独立的执法行政体系。

1978年改革开放以后，为了适应形势的需要，各级检验检疫机构又陆续划归中央垂直领导，进口食品卫生监督检验工作也于1987年开始由各级卫生防疫部门和卫生行政部门统一移交各级卫生检疫所负责。1989年年初，国家进出口商品检验局、农业部进出境动植物检疫局（总所）和卫生部国境卫生检疫局（总所）分别领导下的"三检"共同把关、各负其责的检验检疫体制形成，检验检疫工作在各自归口管理部门的领导下，实现跨越式发展，取得了辉煌的成就。

1981年，农业部成立进出境动植物检疫总所，对外称中华人民共和国进出境动植物检疫总所。1987年，卫生部成立国境卫生检疫总所，对外称中华人民共和国国境卫生检疫总所。

1998年4月，为了更好地适应改革开放的新形势和外经贸发展的需要，党中央和国务院再次对原有的检验检疫管理体制进行改革，将原国家进出口商品检验局、卫生部卫生检疫局和农业部动植物检疫局合并组建成中华人民共和国国家出入境检验检疫局，这就是统称的"三检"合一。各直属、分支检验检疫局也于1999年完成了改革。

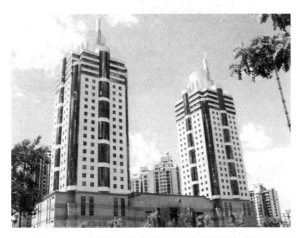

图1-7 中华人民共和国国家质量监督检验检疫总局

2001年4月30日，为了进一步完善社会主义市场经济，适应中国加入WTO有关协议的精神，国务院决定将国家质量技术监督局、国家出入境检验检疫局合并，成立中华人民共和国国家质量监督检验检疫总局，如图1-7所示。

中华人民共和国国家质量监督检验检疫总局（General Administration of Quality Supervision, Inspection and Quarantine of the People's Republic of China, AQSIQ，简称国家质检总局），是中华人民共和国国务院主管全国质量、计量、出入境商品检验、出入境卫生检疫、出入境动植物检疫、进出口食品安全和认证认可、标准化等工作，并行使行政执法职能的正部级国务院直属机构。按照国务院授权，认证认可和标准化行政管理职能，分别由中华人民共和国海关总署管理的中国国家认证认可监督管理委员会（中华人民共和国国家认证认可监督管理局）和中国国家标准化管理委员会（中华人民共和国国家标准化管理局）承担。全国共设直属局35个，分支机构近300个。

2018年3月，根据第十三届全国人民代表大会第一次会议批准的国务院机构改革方案，将国家质量监督检验检疫总局的职责整合，组建中华人民共和国国家市场监督管理总局；将国家质量监督检验检疫总局的出入境检验检疫管理职责和队伍划入海关总署；不再保留中华人民共和国质量监督检验检疫总局。

注：因为书中部分内容早于2018年机构改革，所以本书中部分内容中仍保留了"国家质检总局"的提法。

简单实训

请查阅相关资料及网站列出3个近期发生的检验检疫案例，完成任务单，如表1-1所示。

表1-1 任务单

序号	发生时间	案例内容简介	属于检验检疫工作内容中的哪一项
1			
2			
3			

任务二 我国出入境检验检疫工作的内容

任务导入

2016年5月9日，洋山检验检疫局在对入境集装箱船"艾德里安马士基"号（航次616N）进境空集装箱进行检疫查验时，发现箱号为MRKU2737259的进境空箱中有一只活鼠，查验人员现场予以诱捕，此外箱内还查获较多牧草及鼠粪残留，未发现此集装箱箱体破损。查验人员将活鼠送至实验室鉴定，鉴定结果为：小家鼠，体长75毫米，尾长85毫米，未检获体表寄生虫。经与专家沟通，不需进行病原体检测，故未做相关检测。发现疫情后，查验人员向持箱人出具了《检验检疫处理通知书》，对上述疫情空箱做熏蒸消毒、残留物销毁处理，并对同批次空箱进行扩大比例抽查，未发现其他重要疫情。

大量的出入境货物、集装箱、交通工具、人员、物品都可能携带传播危害人民生命和生活环境的物质。出入境检验检疫的主要工作就是为了保证国家经济的顺利发展，保护人民的生命和生活环境的安全与健康。

相关知识

一、实施法定检验检疫

法定检验检疫又称强制性检验检疫，是指出入境检验检疫机构根据《中华人民共和国进出口商品检验法》及其实施条例、《中华人民共和国进出境动植物检疫法》（以下简称《动植物检疫法》）及其实施条例、《中华人民共和国国境卫生检疫法》（以下简称《卫生检疫法》）及其实施条例和《中华人民共和国食品安全法》及其实施条例，以及其他有关法律法规的规定，对出入境人员、货物、运输工具、集装箱及其他法定检验检疫物实施的检验、检疫和鉴定等业务。

除国家法律、行政法规规定必须由出入境检验检疫机构检验检疫的货物外，对于输入国规定必须凭检验检疫机构出具的证书方准入境的货物或有国际条约规定须经检验检疫机构检验检疫的进出境货物，货主或其代理人应在规定的时间和地点向检验检疫机构报检。

凡列入《出入境检验检疫机构实施检验检疫的进出境商品目录》（以下简称《法检目录》）的进出口商品和其他法律法规规定必须经检验的进出口商品，必须经过出入境检验检疫部门或其指定的检验检疫机构检验。规定进口商品应检验未检验的，不准销售、使用；出口商品未检验合格的，不准出口。

《法检目录》由"商品编码""商品名称及备注""计量单位""海关监管条件"和"检验检疫类别"5栏组成。其中，商品编码、商品名称及备注和计量单位以《商品名称及编码协调制度》（以下简称《协调制度》）为基础，依照海关通关业务系统"商品综合分类表"的商品编码、商品名称、商品备注和计量单位编制。

《法检目录》中商品的海关监管条件为"A"，表示须实施进境检验检疫；海关监管条件为"B"，表示须实施出境检验检疫；海关监管条件为"D"，表示海关与检验检疫联合监管。

《法检目录》的商品检验检疫类别中："M"表示进口商品检验；"N"表示出口商品检验；"P"表示进境动植物、动植物产品检疫；"Q"表示出境动植物、动植物产品检疫；"R"表示进口食品卫生监督检验；"S"表示出口食品卫生监督检验；"V"表示进境卫生检疫；"W"表示出境卫生检疫；"L"表示民用商品入境验证。

国家法律法规和相关规章规定应当实施出入境检验检疫的部分进出口商品、成套设备、食品添加剂等，难以与编码一一对应，尽管未列入《法检目录》，但均须实施出入境检验检疫。《法检目录》节选如表1-2所示。

表1-2　　　　　　　　　　《法检目录》节选

商品编码	商品名称及备注	计量单位	海关监管条件	检验检疫类别
0101210010	改良种用濒危野马	千克	A/B	P/Q
0506901110	含牛羊成分的骨废料（未经加工或仅经脱脂等加工的）	千克	A/B	M. P/Q
0702000000	鲜或冷藏的番茄	千克	A/B	P. R/Q. S

续 表

商品编码	商品名称及备注	计量单位	海关监管条件	检验检疫类别
0706100001	鲜、冷胡萝卜	千克	A/B	P.R/Q.S
2003101100	小白蘑菇罐头（用醋或醋酸以外其他方法制作或保藏的）	千克	A/B	R/S
2603000090	铜矿砂及其精矿（非黄金价值部分）	千克	A/	M/

二、实施进出口商品检验

对列入《法检目录》的商品，检验检疫部门依法实施检验，以判定其是否符合国家技术规范的强制性要求。该程序由抽样、检验与检查，评估、验证与合格保证，注册、认可和批准以及各项组合构成。

法律法规所规定的必须检验检疫的出入境货物，如废旧物品（包括旧机电产品）、需做外商投资财产价值鉴定的货物、需做标识查验的出口纺织品与援外物资等，其无论是否在《法检目录》内，均应当向检验检疫机构申报。

检验检疫机构可对法定以外的进出口商品依据有关规定实施抽查检验，并可公布抽查检验结果，或向有关部门通报。

检验检疫机构根据需要，对检验合格的进出口商品加施检验检疫标识或者封识。

三、实施动植物检疫

检验检疫机构对进境、出境、过境的动植物、动植物产品和其他检疫物实行检疫监管；对进境动物、动物产品、植物种子、种苗及其他繁殖材料、新鲜水果、烟草类、粮谷类及饲料、豆类、薯类和植物栽培介质等实行进境检疫许可制度，输入单位在签订合同前办理检疫审批手续；对出境动植物、动植物产品或其他检疫物的生产、加工、存放过程实施检疫监管。

口岸检验检疫机构对来自动植物疫区的运输工具实施现场检疫和有关消毒处理。

检验检疫机构对装载动植物、动植物产品和其他检疫物的装载容器、包装物、铺垫材料实施检疫监管。

检验检疫机构对携带、邮寄动植物、动植物产品和其他检疫物进境实行检疫监管。

检验检疫机构对进境拆解的废旧船舶实行检疫监管。

检验检疫机构对法律法规、国际条约和贸易合同所规定的应实施进出境动植物检疫的其他货物及物品实行检疫监管。对于国家列明的禁止进境物，检验检疫机构做退回或销毁处理。

四、实施卫生检疫与处理

检验检疫机构对出入境的人员、交通工具、集装箱、行李、货物和邮包等实施医学检查及卫生检疫，对未染有检疫传染病，或者已实施卫生处理的交通工具签发出境或入境检疫证。

检验检疫机构对出入境人员实施传染病监测，有权要求出入境人员填写健康申明卡，出示预防接种证书和健康证书及有关证件。检验检疫机构对患有鼠疫、霍乱、黄热病的出入境人员实施隔离留验；对患有艾滋病、性病、麻风病、精神病和开放性肺结核的外国人阻止其入境；对患有监测传染病的出入境人员，根据不同情况分别采取留验或发放就诊方便卡等措施。

检验检疫机构对国境口岸的卫生状况和停留在国境口岸的出入境交通工具的卫生状况实施卫生监督，其主要内容有：①监督和指导对啮齿动物、病媒昆虫的防除；②检查和检验食品、饮用水及其储存、供应、运输设施；③监督从事食品、饮用水供应的从业人员的健康状况；④监督和检查垃圾、废物、污水、粪便、压舱水的处理；⑤对卫生状况不良和可能引起传染病传播的因素采取必要措施。

检验检疫机构对发现患有检疫传染病、监测传染病、疑似检疫传染病的入境人员实施隔离、留验和就地诊验等医学措施，对来自疫区、被传染病污染、发现传染病媒介的出入境交通工具、集装箱、行李、货物、邮包等物品进行消毒、除鼠和除虫等卫生处理。

五、进口废物原料、旧机电产品装运前的检验

国家规定对作为原料进口的废物和涉及国家安全、环境保护、人类和动植物健康的旧机电产品，在装运前实施检验，以防止境外有害废物，或不符合我国有关安全、卫生和环境保护等技术规范强制性要求的旧机电产品进入国内，从而有效地保护我国人身财产安全和自然环境。

进口单位应在合同中订明进口废物装运前的检验条款，在进口废物原料之前应取得中华人民共和国生态环境部签发的"进口废物批准证书"。出口商应在装船前向检验检疫机构指定或认可的检验机构申请实施装运前检验，经检验合格后方可装运。

进口单位须进口旧机电产品时，需要实施装运前检验的，必须进行检验。

检验检疫机构仍可按规定对已实施装运前检验的废物原料和旧机电产品，在运抵

口岸后实施到货检验。

六、实施进口商品认证管理

凡是被列入《中华人民共和国实施强制性产品认证的产品目录》（以下简称《强制性产品认证目录》）商品，必须经过指定认证机构的认证，取得认证证书并加注 CCC（"CCC"为"中国强制性认证"英文名称"China Compulsory Certification"的英文缩写）认证标识后，方可进口。检验检疫机构严格按照规定进行验证、查证和核对货证。中国质量认证中心（CQC）被授权承担国家强制性产品认证"CCC"工作。"CCC"标识如图 1 - 8 所示，"CQC"标识如图 1 - 9 所示。

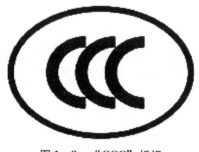

图 1 - 8 "CCC"标识

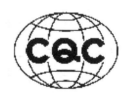

图 1 - 9 "CQC"标识

七、实施出口商品质量许可和卫生注册管理

实施质量许可制度的出口商品有机械、电子、轻工、机电、玩具、医疗器械和煤炭类等，对于该类商品的出口，必须由生产企业或其代理人向当地检验检疫机构申请出口商品质量许可证书，否则不准出口。

国家对出口食品及其生产企业（包括加工厂、屠宰场、冷库、仓库等）实施卫生注册登记制度。该类企业只有取得卫生注册登记证书后，方可生产、加工和储存出口食品。

八、实施出口危险货物运输包装的检验

生产出口危险货物运输包装容器的企业，必须向检验检疫机构申请包装容器的性能鉴定，只有被鉴定合格的包装容器才可用于包装危险的出口货物。

生产出口危险货物的企业，必须向检验检疫机构申请危险货物包装容器的使用鉴定，当鉴定合格后，方可包装危险货物出口。

九、实施外商投资财产价值鉴定

外商投资财产价值鉴定包括对外商投资财产的品种、质量、数量、价值和损失等

进行鉴定。检验检疫机构受当事人的委托进行价值鉴定，鉴定后出具"价值鉴定证书"，供企业办理验资手续。

十、实施货物装载和残损鉴定

用冷冻船舱与集装箱装运易腐烂变质的出口食品，承运人、装箱单位或者其代理人须在装运前向口岸检验检疫机构申请清洁、卫生、冷藏、密固等适载的检验，经检验合格后方可装运。

对外贸易关系人及仲裁、司法等机构，对海运进口商品可向检验检疫机构申请办理监视、残损鉴定、监视卸载等鉴定工作。

十一、实施进出口商品质量认证

检验检疫机构可以根据中华人民共和国海关总署的规定，与外国有关机构签订协议，或接受外国有关机构的委托进行进出口商品质量认证，准许有关单位在认证合格的进出口商品上使用质量认证标识。

十二、实施涉外检验检疫、鉴定、认证机构审核认可和监督

中华人民共和国海关总署对于拟从事进出口商品检验、鉴定、认证的中外合资或合作公司，进行资格信誉、技术力量、装备设施和业务范围等审查，核准后出具"外商投资检验公司资格审定意见书"。然后，经中华人民共和国商务部批准，该公司领取营业执照，再到中华人民共和国海关总署办理"外商投资检验公司资格证书"，方可开展经营活动。

中华人民共和国海关总署对从事进出口商品检验、鉴定、认证业务公司的经营活动实行统一监督管理，对境内外的检验鉴定认证公司设立在各地的办事处实行备案管理。

十三、与外国和国际组织开展合作

与外国和国际组织开展合作的范围有：检验检疫部门承担世界贸易组织《贸易技术壁垒协议》（WTO/TBT）和《实施动植物卫生检疫措施的协议》（WTO/SPS协议）的咨询业务；承担联合国（UN）、亚太经合组织（APEC）等国际组织在标准与一致化以及检验检疫领域的联络工作；负责对外签订政府部门间的检验检疫合作协议、认证认可合作协议和检验检疫协议执行议定书，并组织实施等。

📢 简单实训

请根据提供的《法检目录》节选（见表1-3）查找以下商品的检验检疫类别。

（1）2008993200；

（2）榨菜；

（3）含牛羊成分的骨粉（未经加工或仅经脱脂等加工的）；

（4）0506901910；

（5）鸡罐头。

表1-3   《法检目录》节选

商品编码	商品名称及备注	计量单位	海关监管条件	检验检疫类别
5103101090	羊毛落毛（配额外）	千克	A/B	P/Q
2005994000	榨菜	千克	A/B	R/S
2008113000	花生酱	千克	A/B	R/S
2008191000	核桃仁罐头	千克	A/B	R/S
2008993200	盐腌海带	千克	A/B	P. R/Q. S
1602321000	鸡罐头	千克	A/B	P. R/Q. S
0703902000	鲜或冷藏的大葱	千克	A/B	P. R/Q. S
0510003000	麝香	千克	A/B	P/Q
0506901190	含牛羊成分的骨粉（未经加工或仅经脱脂等加工的）	千克	A/B	M. P/Q
0506901910	其他骨废料（未经加工或仅经脱脂等加工的）	千克	A/B	M. P/Q

任务三 检验检疫的依据

☀ 任务导入

2016年5月23日，中华人民共和国海关总署发布了第47号公告，公告的主要内容是根据相关协议允许荷兰甜椒输华。荷兰甜椒应符合《进口荷兰甜椒检验检疫要求》，自此份公告发布，各地直属检验检疫局、检验检疫机构均应以此份公告及其附件要求为标准对荷兰进口的甜椒（capsicum annuum，H. S. 编码：0709600000）

进行检验检疫，那么检验检疫的依据除公告之外还有哪些呢？

相关知识

一、检验检疫法律

（一）《中华人民共和国进出口商品检验法》

该法于 1989 年 2 月 21 日第七届全国人民代表大会常务委员会第六次会议通过，并于同年 8 月 1 日起施行。后经 2002 年 4 月 28 日第九届全国人民代表大会常务委员会第二十七次会议《全国人民代表大会常务委员会关于修改〈中华人民共和国进出口商品检验法〉的决定》进行了修正。后又经 2013 年 6 月 29 日第十二届全国人民代表大会常务委员会第三次会议《全国人民代表大会常务委员会关于修改〈中华人民共和国文物保护法〉等十二部法律的决定》进行了修订。最近一次修订是 2018 年 12 月 29 日，第十三届全国人民代表大会常务委员会第七次会议决定对《中华人民共和国进出口商品检验法》做出修改。

该法主要是为了加强进出口商品检验工作，规范进出口商品检验行为，维护社会公共利益和进出口贸易有关各方的合法权益，促进对外经济贸易关系的顺利发展。

（二）《中华人民共和国进出境动植物检疫法》

该法于 1991 年 10 月 30 日第七届全国人民代表大会常务委员会第二十二次会议通过，并于 1992 年 4 月 1 日起施行。

该法主要是为了防止动物传染病、寄生虫病和植物危险性病、虫、杂草以及其他有害生物传入、传出国境，保护农、林、牧、渔业生产和人体健康，促进对外经济贸易发展。

（三）《中华人民共和国国境卫生检疫法》

该法于 1986 年 12 月 2 日第六届全国人民代表大会常务委员会第十八次会议通过，后经 2007 年 12 月 29 日第十届全国人民代表大会常务委员会第三十一次会议《关于修改〈中华人民共和国国境卫生检疫法〉的决定》进行了修正，并于 2007 年 12 月 29 日公布施行。2018 年 4 月 27 日，第十三届全国人民代表大会常务委员会第二次会议又通过了《全国人民代表大会常务委员会关于修改〈中华人民共和国国境卫生检疫法〉等六部法律的决定》，对《中华人民共和国卫生检疫法》进行了修改。

该法主要是为了防止传染病由国外传入或者由国内传出，实施国境卫生检疫，保护人体健康。

（四）《中华人民共和国食品安全法》

该法于 2009 年 2 月 28 日第十一届全国人民代表大会常务委员会第七次会议通过，并于同年 2 月 28 日公布，6 月 1 日起施行。后经 2015 年 4 月 24 日第十二届全国人民代表大会常务委员会第十四次会议修订，并于同年 10 月 1 日起施行。现行版本根据 2018 年 12 月 29 日第十三届全国人民代表大会常务委员会第七次会议进行修订。

该法主要是为了保证食品安全，保障公众身体健康和生命安全。

（五）其他相关法律

除以上四部法律，在检验检疫过程中还可能涉及其他的相关法律，如《中华人民共和国产品质量法》《中华人民共和国计量法》《中华人民共和国标准化法》《中华人民共和国对外贸易法》《中华人民共和国海关法》《中华人民共和国农产品质量安全法》等。

二、检验检疫行政法规

（一）《中华人民共和国进出口商品检验法实施条例》

该条例于 2005 年 8 月 10 日国务院第 101 次常务会议通过，同年 8 月 31 日中华人民共和国国务院令第 447 号公布，自 12 月 1 日起施行。根据 2013 年 7 月 18 日《国务院关于废止和修改部分行政法规的决定》第一次修订。根据 2016 年 2 月 6 日《国务院关于修改部分行政法规的决定》第二次修订。根据 2017 年 3 月 1 日《国务院关于修改和废止部分行政法规的决定》第三次修订。根据 2019 年 3 月 2 日《国务院关于修改和废止部分行政法规的决定》第四次修订。

（二）《中华人民共和国进出境动植物检疫法实施条例》

该条例于 1996 年 12 月 2 日国务院令第 206 号发布，1997 年 1 月 1 日起施行。

（三）《中华人民共和国国境卫生检疫法实施细则》

该条例于 1989 年 2 月 10 日经国务院批准，同年 3 月 6 日卫生部令第二号发布；后根据 2010 年 4 月 24 日《国务院关于修改〈中华人民共和国国境卫生检疫法实施细则〉的决定》进行第一次修订，中华人民共和国国务院令第 574 号发布施行；又根据《国务院关于修改部分行政法规的决定》进行第二次修订，中华人民共和国国务院令第 666

号予以公布，2016 年 2 月 6 日起施行。

（四）《中华人民共和国食品安全法实施条例》

该条例于 2009 年 7 月 8 日国务院第 73 次常务会议通过，同年 7 月 20 日中华人民共和国国务院令第 557 号公布施行，后根据 2016 年 2 月 6 日《国务院关于修改部分行政法规的决定》（国务院令第 666 号）进行修订。

（五）其他相关法规

《中华人民共和国计量法实施细则》《中华人民共和国标准化法实施条例》《中华人民共和国认证认可条例》《中华人民共和国货物原产地条例》《特种设备安全监察条例》《工业产品许可证条例》《国际航行船舶进出中华人民共和国口岸检查办法》等。

三、检验检疫规章及规范性文件

规范性文件，是指中华人民共和国海关总署及各直属检验检疫局按照规定程序制定的涉及行政管理相对人权利、义务的具有普遍约束力的文件。

中华人民共和国海关总署制定的规范性文件应当以中华人民共和国海关总署公告形式对外发布，但不得设定对行政管理相对人的行政处罚。

直属检验检疫局在限定范围内制定的关于本辖区某一方面行政管理关系的涉及行政管理相对人权利、义务的规范，应当以公告形式对外发布。

🏠 拓展链接

中华人民共和国进出口商品检验法

（1989 年 2 月 21 日第七届全国人民代表大会常务委员会第六次会议通过。根据 2002 年 4 月 28 日第九届全国人民代表大会常务委员会第二十七次会议《关于修改〈中华人民共和国进出口商品检验法〉的决定》进行第一次修正。根据 2013 年 6 月 29 日第十二届全国人民代表大会常务委员会第三次会议《关于修改〈中华人民共和国文物保护法〉等十二部法律的决定》进行第二次修正。根据 2018 年 4 月 27 日第十三届全国人民代表大会常务委员会第二次会议《关于修改〈中华人民共和国国境卫生检疫法〉等六部法律的决定》进行第三次修正。根据 2018 年 12 月 29 日第十三届全国人民代表大会常务委员会第七次会议《关于修改〈中华人民共和国产品质量法〉等五部法律的决定》进行第四次修正。）

第一章 总 则

第一条 为了加强进出口商品检验工作，规范进出口商品检验行为，维护社会公共利益和进出口贸易有关各方的合法权益，促进对外经济贸易关系的顺利发展，制定本法。

第二条 国务院设立进出口商品检验部门（以下简称国家商检部门），主管全国进出口商品检验工作。国家商检部门设在各地的进出口商品检验机构（以下简称商检机构）管理所辖地区的进出口商品检验工作。

第三条 商检机构和经国家商检部门许可的检验机构，依法对进出口商品实施检验。

第四条 进出口商品检验应当根据保护人类健康和安全、保护动物或者植物的生命和健康、保护环境、防止欺诈行为、维护国家安全的原则，由国家商检部门制定、调整必须实施检验的进出口商品目录（以下简称目录）并公布实施。

第五条 列入目录的进出口商品，由商检机构实施检验。

前款规定的进口商品未经检验的，不准销售、使用；前款规定的出口商品未经检验合格的，不准出口。

本条第一款规定的进出口商品，其中符合国家规定的免予检验条件的，由收货人或者发货人申请，经国家商检部门审查批准，可以免予检验。

第六条 必须实施的进出口商品检验，是指确定列入目录的进出口商品是否符合国家技术规范的强制性要求的合格评定活动。

合格评定程序包括：抽样、检验和检查；评估、验证和合格保证；注册、认可和批准以及各项的组合。

第七条 列入目录的进出口商品，按照国家技术规范的强制性要求进行检验；尚未制定国家技术规范的强制性要求的，应当依法及时制定，未制定之前，可以参照国家商检部门指定的国外有关标准进行检验。

第八条 经国家商检部门许可的检验机构，可以接受对外贸易关系人或者外国检验机构的委托，办理进出口商品检验鉴定业务。

第九条 法律、行政法规规定由其他检验机构实施检验的进出口商品或者检验项目，依照有关法律、行政法规的规定办理。

第十条 国家商检部门和商检机构应当及时收集和向有关方面提供进出口商品检验方面的信息。

国家商检部门和商检机构的工作人员在履行进出口商品检验的职责中，对所知悉的商业秘密负有保密义务。

第二章　进口商品的检验

第十一条　本法规定必须经商检机构检验的进口商品的收货人或者其代理人，应当向报关地的商检机构报检。

第十二条　本法规定必须经商检机构检验的进口商品的收货人或者其代理人，应当在商检机构规定的地点和期限内，接受商检机构对进口商品的检验。商检机构应当在国家商检部门统一规定的期限内检验完毕，并出具检验证单。

第十三条　本法规定必须经商检机构检验的进口商品以外的进口商品的收货人，发现进口商品质量不合格或者残损短缺，需要由商检机构出证索赔的，应当向商检机构申请检验出证。

第十四条　对重要的进口商品和大型的成套设备，收货人应当依据对外贸易合同约定在出口国装运前进行预检验、监造或者监装，主管部门应当加强监督；商检机构根据需要可以派出检验人员参加。

第三章　出口商品的检验

第十五条　本法规定必须经商检机构检验的出口商品的发货人或者其代理人，应当在商检机构规定的地点和期限内，向商检机构报检。商检机构应当在国家商检部门统一规定的期限内检验完毕，并出具检验证单。

第十六条　经商检机构检验合格发给检验证单的出口商品，应当在商检机构规定的期限内报关出口；超过期限的，应当重新报检。

第十七条　为出口危险货物生产包装容器的企业，必须申请商检机构进行包装容器的性能鉴定。生产出口危险货物的企业，必须申请商检机构进行包装容器的使用鉴定。使用未经鉴定合格的包装容器的危险货物，不准出口。

第十八条　对装运出口易腐烂变质食品的船舱和集装箱，承运人或者装箱单位必须在装货前申请检验。未经检验合格的，不准装运。

第四章　监督管理

第十九条　商检机构对本法规定必须经商检机构检验的进出口商品以外的进出口商品，根据国家规定实施抽查检验。

国家商检部门可以公布抽查检验结果或者向有关部门通报抽查检验情况。

第二十条　商检机构根据便利对外贸易的需要，可以按照国家规定对列入目录的出口商品进行出厂前的质量监督管理和检验。

第二十一条　为进出口货物的收发货人办理报检手续的代理人办理报检手续时应当向商检机构提交授权委托书。

第二十二条　国家商检部门可以按照国家有关规定，通过考核，许可符合条件的国内外检验机构承担委托的进出口商品检验鉴定业务。

第二十三条 国家商检部门和商检机构依法对经国家商检部门许可的检验机构的进出口商品检验鉴定业务活动进行监督，可以对其检验的商品抽查检验。

第二十四条 国务院认证认可监督管理部门根据国家统一的认证制度，对有关的进出口商品实施认证管理。

第二十五条 认证机构可以根据国务院认证认可监督管理部门同外国有关机构签订的协议或者接受外国有关机构的委托进行进出口商品质量认证工作，准许在认证合格的进出口商品上使用质量认证标志。

第二十六条 商检机构依照本法对实施许可制度的进出口商品实行验证管理，查验单证，核对证货是否相符。

第二十七条 商检机构根据需要，对检验合格的进出口商品，可以加施商检标志或者封识。

第二十八条 进出口商品的报检人对商检机构做出的检验结果有异议的，可以向原商检机构或者其上级商检机构以至国家商检部门申请复验，由受理复验的商检机构或者国家商检部门及时做出复验结论。

第二十九条 当事人对商检机构、国家商检部门做出的复验结论不服或者对商检机构做出的处罚决定不服的，可以依法申请行政复议，也可以依法向人民法院提起诉讼。

第三十条 国家商检部门和商检机构履行职责，必须遵守法律，维护国家利益，依照法定职权和法定程序严格执法，接受监督。

国家商检部门和商检机构应当根据依法履行职责的需要，加强队伍建设，使商检工作人员具有良好的政治、业务素质。商检工作人员应当定期接受业务培训和考核，经考核合格，方可上岗执行职务。

商检工作人员必须忠于职守，文明服务，遵守职业道德，不得滥用职权，牟取私利。

第三十一条 国家商检部门和商检机构应当建立健全内部监督制度，对其工作人员的执法活动进行监督检查。

商检机构内部负责受理报检、检验、出证放行等主要岗位的职责权限应当明确，并相互分离、相互制约。

第三十二条 任何单位和个人均有权对国家商检部门、商检机构及其工作人员的违法、违纪行为进行控告、检举。受到控告、检举的机关应当依法按照职责分工及时查处，并为控告人、检举人保密。

第五章 法律责任

第三十三条 违反本法规定，将必须经商检机构检验的进口商品未报经检验而擅自销售或者使用的，或者将必须经商检机构检验的出口商品未报经检验合格而擅自出口的，由商检机构没收违法所得，并处货值金额百分之五以上百分之二十以下的罚款；构成犯罪的，依法追究刑事责任。

第三十四条 违反本法规定，未经国家商检部门许可，擅自从事进出口商品检验鉴定业务的，由商检机构责令停止非法经营，没收违法所得，并处违法所得一倍以上三倍以下的罚款。

第三十五条 进口或者出口属于掺杂掺假、以假充真、以次充好的商品或者以不合格进出口商品冒充合格进出口商品的，由商检机构责令停止进口或者出口，没收违法所得，并处货值金额百分之五十以上三倍以下的罚款；构成犯罪的，依法追究刑事责任。

第三十六条 伪造、变造、买卖或者盗窃商检单证、印章、标志、封识、质量认证标志的，依法追究刑事责任；尚不构成刑事处罚的，由商检机构、认证认可监督管理部门依据各自职责责令改正，没收违法所得，并处货值金额等值以下的罚款。

第三十七条 国家商检部门、商检机构的工作人员违反本法规定，泄露所知悉的商业秘密的，依法给予行政处分，有违法所得的，没收违法所得；构成犯罪的，依法追究刑事责任。

第三十八条 国家商检部门、商检机构的工作人员滥用职权，故意刁难的，徇私舞弊，伪造检验结果的，或者玩忽职守，延误检验出证的，依法给予行政处分；构成犯罪的，依法追究刑事责任。

第六章 附 则

第三十九条 商检机构和其他检验机构依照本法的规定实施检验和办理检验鉴定业务，依照国家有关规定收取费用。

第四十条 国务院根据本法制定实施条例。

第四十一条 本法自 1989 年 8 月 1 日起施行。

简单实训

及时地关注中华人民共和国海关总署网站对检验检疫工作及报检工作都是十分重要的，通过网站信息可以随时掌握国内外检验检疫发生的变化及国家做出的政策调整，请同学们通过中华人民共和国海关总署网站查找三个自己感兴趣的近期公告，完成任务单，如表 1-4 所示。

表 1-4   任务单

序号	发生时间	公告内容	总局令编号
1			
2			
3			

巩固提升

一、知识题

（一）单项选择

1. 原始社会末期，随着剩余产品的出现和手工业从农业中分离出来，产生了原始的商品交换行为，交易双方要对交易物——商品进行（ ）的评品，这就是原始的检验行为。

A. 数量   B. 数量和质量   C. 重量   D. 重量和质量

2. 我国在边境地区设立的"交市监"下有专门为买卖双方牵线说合以检验、鉴定货物数量和质量的牙人——互市郎，我国最早设立"交市监"是在（ ）。

A. 汉朝   B. 隋唐时期   C. 宋元时期   D. 明朝

3. 晚清时期，由英商劳合氏的保险代理人——（ ）代办水险和船舶检验、鉴定业务，这是中国第一个办理商检业务的机构。

A. 上海洋行   B. 南京仁记洋行   C. 南京洋行   D. 上海仁记洋行

4. 随着贸易活动的产生和发展，出现了居于商品交换双方之间，为贸易双方开展数量和质量评品的职业，这种职业在我国一般称为（ ），在西方称为（ ）。

A. 商人、经纪人   B. 牙人、代理人

C. 商人、代理人   D. 牙人、经纪人

5. 对国家认监委与国家标准委实施管理的机构是（ ）。

A. 中华人民共和国海关总署   B. 商品检验总局

C. 国务院   D. 以上都不是

6. 某商品的检验检疫类别为"M/"，检验检疫机构对其实施（ ）。

A. 出口食品卫生监督检验   B. 进口商品检验

C. 进境动植物、动植物产品检疫   D. 进口食品卫生监督检验

（二）多项选择

1. 以下叙述正确的有（　　）。

A. 隋唐时期，朝廷在边境地区设立"交市监"

B. 我国的牙人最早出现在东汉

C. 隋代开始出现由牙人组成的半官方组织——牙行

D. 牙人须经过考核取得相应资格，开业必须领有政府颁发的执照——牙帖

2. 以下叙述正确的有（　　）。

A. 1348 年，意大利政府在威尼斯港建立了世界上第一个卫生检疫站

B. 1664 年，法国政府制定了 150 余种商品的品质规格，对本国出口商品进行强制检验

C. 1764 年，英国政府首创了国家对进出口商品的品质管制制度

D. 1835 年，英国友宁保险公司进入中国香港，设立友宁洋行，办理船舶残损鉴定业务

3. 国家认证认可监督管理委员会分别统一管理全国（　　）。

A. 质量技术标准　　　　　　　　　B. 出入境检验检疫

C. 质量认证　　　　　　　　　　　D. 质量认可

4. "三检合一"是指（　　）合并组建成国家出入境检验检疫局。

A. 国家进出口商品检验局　　　　　B. 国家动植物检疫局

C. 国家卫生检疫局　　　　　　　　D. 国家质检局

5. 检人是（　　）的统称。

A. 货代公司　　　B. 进出口公司　　　C. 报检员　　　D. 报检单位

二、技能题

（一）单项选择

1. 以下商品编码对应的货物检验检疫类别与其他 3 个不同的是（　　）。

A. 0106391090　　　B. 0704902000　　　C. 1604192000　　　D. 2009810000

2. 以下商品编码对应的货物，无须实施进口食品卫生监督检验的是（　　）。

A. 0103912010　　　B. 0505100010　　　C. 0709200000　　　D. 1604160000

3. 以下商品编码对应的货物需实施进境动植物、动植物产品检疫的是（　　）。

A. 2003101100　　　B. 3507901000　　　C. 6109901021　　　D. 9507100010

4. 蜜枣的检验检疫类别是（　　）。

A. P. R/Q. S　　　B. P/Q　　　　　　C. R/S　　　　　　D. P. R/Q

5. 种用干豌豆的检验检疫类别为（   ）。

A. P. R/Q. S   B. P/Q   C. P. R/Q   D. P/N. Q

（二）多项选择

1. 商品编码 0707000000 对应的货物包括（   ）。

A. 鲜的黄瓜   B. 鲜的小黄瓜   C. 冷藏的黄瓜   D. 冷藏的小黄瓜

2. 商品编码 2008209000 对应的货物须实施（   ）。

A. 出口食品卫生监督检验   B. 出境动植物、动植物产品检疫

C. 进口食品卫生监督检验   D. 进境动植物、动植物产品检疫

3. 以下商品编码，第一计量单位相同的有（   ）。

A. 7101101100 B. 7101109100 C. 7101211001 D. 7112911010

4. 以下商品编码对应的进口货物，需实施进口商品检验的有（   ）。

A. 0506901990 B. 2009610000 C. 5105391090 D. 6108990090

5. 关于商品编码 0506909011 和 0507100010 所对应的货物，以下表述正确的有（   ）。

A. 均须实施进口商品检验   B. 均须实施出口食品卫生监督检验

C. 均属于国家禁止进境商品   D. 均属于国家禁止出境商品

（三）判断

1. 商品编码 2008199990 的进口货物，应实施动植物、动植物产品检疫和食品卫生监督检验。（   ）

2. 某公司拟出口一批毛制针织男式 T 恤，商品编码 6109909012，其检验检疫类别为 "A/B"。（   ）

3. 商品编码为 0710300000 的出口货物，应实施出境动植物、动植物产品检疫和出口食品卫生监督检验。（   ）

4. 核桃仁罐头的检验检疫类别是 A/B。（   ）

5. "菠萝罐头" 和 "非用醋制作的其他菠萝" 的检验检疫类别均为 "R/S"。（   ）

"二、技能题" 的相关资料见表 1－5 所示的《法检目录》节选。

表 1－5   《法检目录》节选

商品编码	商品名称及备注	计量单位	海关监管条件	检验检疫类别
0106391090	其他改良种用的鸟	千克	A/B	P/Q
0103912010	10 千克≤重量＜50 千克的其他野猪（改良种用的除外）	千克	A/B	P. R/Q

续　表

商品编码	商品名称及备注	计量单位	海关监管条件	检验检疫类别
0704902000	鲜或冷藏的西蓝花，又称青花菜、绿菜花，属十字花科芸薹属甘蓝变种	千克	A/B	P. R/Q. S
0709200000	鲜或冷藏的芦笋	千克	A/B	P. R/Q. S
0707000000	鲜或冷藏的黄瓜及小黄瓜	千克	A/B	P. R/Q. S
0710300000	冷冻菠菜（不论是否蒸煮）	千克	A/B	P. R/Q. S
0713101000	种用干豌豆	千克	A/B	P/N. Q
1604192000	制作或保藏的罗非鱼（整条或切块，但未绞碎）	千克	A/B	P. R/Q. S
1604160000	制作或保藏的鳀鱼（Anchovies）（整条或切块，但绞碎）	千克	A/B	P. R/Q. S
2009810000	未混合蔓越橘汁（大果蔓越橘、小果蔓越橘、越橘）（未发酵及未加酒精的，不论是否加糖或其他甜物质）	千克	A/B	P. R/Q. S
2008199990	未列名制作或保藏坚果及其他子仁（用醋或醋酸以外其他方法制作或保藏的）	千克	A/B	P. R/Q. S
2003101100	小白蘑菇罐头（指洋蘑菇，用醋或醋酸以外其他方法制作或保藏的）	千克	A/B	R/S
2009610000	白利糖≤30的葡萄汁（包括酿酒葡萄汁）（未发酵及未加酒精的，不论是否加糖或其他甜物质）	千克	A/B	P. R/Q. S
2008191000	核桃仁罐头	千克	A/B	R/S
2008201000	菠萝罐头	千克	A/B	R/S
2008209000	非用醋制作的其他菠萝	千克	A/B	P. R/Q
2006001000	蜜枣	千克	A/B	R/S
0506909011	已脱胶的虎骨（指未经加工或经脱脂等加工的）	千克	A/B	P/Q
0505100010	填充用濒危野生禽类羽毛、羽绒（仅经洗涤、消毒等处理，未进一步加工）	千克	A/B	P/Q
0507100010	犀牛角	千克	A/B	P/Q
0506901990	其他骨粉（未经加工或仅经脱脂等加工的）	千克	A/B	M. P/Q

续 表

商品编码	商品名称及备注	计量单位	海关监管条件	检验检疫类别
3507901000	碱性蛋白酶	千克	A/B	R/
6109901021	丝及绢丝针织钩编汗衫、背心（内衣除外，含丝≥70%，男童8～18号，女童7～16号）	件/千克	A/	M/
6108990090	其他纺织材料制女浴衣、晨衣等（针织或钩编，包括类似品）	件/千克	A/	M/
6109909012	毛制针织或钩编男式T恤衫、汗衫（内衣式、长袖衫除外）	件/千克	A/	M/
5105391090	其他已梳兔毛	千克	A/B	P/Q
7101101100	未分级的天然黑珍珠（不论是否加工，但未制成制品）	克	A/B	P/Q
7101109100	其他天然黑珍珠（不论是否加工，但未制成品）	克	A/B	P/Q
7101211001	未分级，未加工的养殖黑珍珠（未制成制品）	千克	A/B	P/Q
7112911010	金的废碎料	克	A/	M/

模块二　认识报检

学习目标

知识目标：1. 了解报检范围、报检方式；

　　　　　2. 了解报检单位、报检人员的管理规定；

　　　　　3. 了解报检的更改、撤销和重新报检；

　　　　　4. 了解检验检疫费用管理规定；

　　　　　5. 了解进出境商品的查验、复验；

　　　　　6. 掌握进出境货物的通关方式。

技能目标：1. 能够办理报检单位备案登记手续；

　　　　　2. 能够联系检验检疫工作人员对进出境货物进行检验检疫；

　　　　　3. 能够为进出境货物选择最适合的通关方式并完成通关工作。

　　检验检疫是国际贸易中一个重要的环节，报检是检验检疫工作的重要内容，从事报检工作必须了解并掌握出入境检验检疫基础知识，从而更好地熟悉检验检疫的规定和相关业务，为做好检验检疫报检工作打下扎实的基础。

　　报检是指进出口货物收发货人或其代理人，依照有关法律、行政法规，在规定的地点和期限内，以书面或电子申报的方式向出入境检验检疫机构报告其法定检验检疫物的情况，随附有关单证，并接受出入境检验检疫机构对其法定检验检疫物实施检验检疫，以获得出入境通关放行凭证及其他单证的行为。我国自2000年1月1日起实施"先报检，后报关"的检验检疫货物通关制度，海关凭检验检疫机构签发的货物通关单验放。

任务一　申报

任务导入

　　我公司出口一批货物，合同中规定以纸箱包装，已实施了法定的检验检疫，此时由于原定设备良好的载货船舶在海上发生了事故，不能如期运出，经买卖双方协商，采用其他船只代替。但是，由于当时的运输市场紧张，不能租用到同等设备的船只，在运输过程中难免会对货物造成不必要的损伤，故买卖双方决定更换货物的包装为木箱。在这种情况下，出口公司要向检验检疫机构重新报检，经检验检疫机构检验合格后方可出运。那么，哪些情况下需要重新报检呢？

相关知识

一、申报前准备

1. 明确报检范围

（1）法律、行政法规规定必须由检验检疫机构实施检验检疫。

以下对象在出入境时必须向检验检疫机构报检，由检验检疫机构实施检验检疫或鉴定工作。

①列入《出入境检验检疫机构实施检验检疫的进出境商品目录》的货物。

②入境废物、进口旧机电产品。

③出口危险货物包装容器的性能检验和使用鉴定。

④进出境集装箱。

⑤进境、出境、过境的动植物、动植物产品及其他检疫物。

⑥装载动植物、动植物产品和其他检疫物的装载容器、包装物、铺垫材料，进境动植物性包装物、铺垫材料。

⑦来自动植物疫区的运输工具，装载进境、出境、过境的动植物及动植物产品和其他检疫物的运输工具。

⑧进境拆解的废旧船舶。

⑨出入境人员、交通工具、运输设备及其可能传播检疫传染病的行李、货物、邮包等物品。

⑩旅客携带物（包括微生物、人体组织、生物制品、血液及其制品、骸骨、骨灰、废旧物品和可能传播传染病的物品及动植物、动植物产品和其他检疫物）和携带伴侣动物。

⑪国际邮寄物（包括动植物、动植物产品和其他检疫物、人体组织、微生物、生物制品、血液及其制品以及其他需要实施检疫的国际邮寄物）。

⑫其他法律、行政法规规定需经检验检疫机构实施检验检疫的其他应检对象。

（2）输入国家或地区规定必须凭检验检疫机构出具的证书方准入境的。

（3）有关国际条约或与我国有协定、协议，必须经检验检疫并取得有关证书方准入境的。凡是国际条约、公约或者协定规定必须经我国检验检疫机构实施检验检疫的出入境货物，报检人必须向检验检疫机构报检，由检验检疫机构实施检验检疫。

（4）对外贸易合同约定须凭检验检疫机构签发的证书进行交接、结算。凡对外贸易合同、协议中规定以我国检验检疫机构签发的检验检疫证书为交接、结算依据的进出境货物，报检人必须向检验检疫机构报检，由检验检疫机构按照合同、协议的要求实施检验检疫或鉴定，并签发检验检疫证书。

（5）申请签发一般原产地证明书、普惠制原产地证明书等原产地证明书的。

2. 准备申报单证

（1）报检时，应使用中华人民共和国海关总署统一印制的报检单，报检单必须加盖报检单位印章或已向检验检疫机关备案的报检专用章。

（2）报检单上无相应内容的栏目应填写"×××"，不得留空。

（3）报检单位必须做到三个符合：一是单证相符，二是单货相符，三是单单相符。

（4）随附单证原则上要求原件，确实无法提供原件的，应提供有效复印件。

3. 电子报检数据录入

（1）使用经中华人民共和国海关总署评测合格并认可的电子报检软件进行电子报检。

（2）须在规定的报检时限内将相关出入境货物的报检数据发送至报检地检验检疫机构。

（3）对合同或信用证中涉及检验检疫特殊条款和特殊要求的，应在电子报检中同时提出。

（4）对经审核不符合要求的电子报检数据，报检人员可按照检验检疫机构的有关要求对报检数据进行修改后，再次报检。

（5）报检人员收到受理报检的反馈信息后打印出符合规范的纸质货物报检单。

（6）需要对已发送的电子报检数据进行更改或撤销的，报检时报检人员应发送更改或撤销申请。

二、正式申报

（一）报检方式

1. 书面报检

书面报检是指报检当事人填制纸质出/入境报检单，备齐随附单证，向检验检疫机构当面递交的报检方式。

2. 电子报检

电子报检是指报检人使用电子报检软件通过检验检疫电子业务服务平台将报检数据以电子方式传输给检验检疫机构，经检验检疫业务管理系统和检务人员处理后，将受理报检信息反馈给报检人，实现远程办理出入境报检的行为。目前能够进行电子报检的业务包括出境货物报检、入境货物报检、产地证书报检、出境包装报检等。

（二）更改、撤销和重新报检

1. 更改

（1）已报检的出入境货物，检验检疫机构尚未实施检验检疫或虽已实施检验检疫但尚未出具证单的，由于某种原因需要更改报检信息的，可以向受理报检业务的检验检疫机构申请，经审核批准后按规定进行更改。

（2）检验检疫机构证单发出后，报检人需要更改、补充内容或重新签发的，应向原检验检疫机构申请，经审核批准后按规定进行更改。

（3）品名、数（重）量、包装、发货人、收货人等重要项目更改后与合同、信用证不符的，或者更改后与输入国法律、法规、规定不符的，均不能更改。超过有效期的检验检疫单证，不予更改、补充或重发。

（4）办理更改要提供的单据：①填写更改申请单，说明更改的事项和理由；②提供有关函电等证明文件，交还原发检验检疫证单；③变更合同或信用证的，须提供新的合同或信用证。更改申请单如图 2 - 1 所示。

2. 撤销

报检后因故撤销的，可提出申请，并书面说明理由。报检后 30 天内未联系检验检疫事宜的，按自动撤销报检处理。办理撤销应填写更改申请单，说明撤销理由，并提供有关证明材料。

3. 重新报检

领取了检验检疫证单后，凡有下列情况之一的，应重新报检：①超过检验检疫有效期限的；②变更输入国家或地区，并有不同检验检疫要求的；③改换包装或重新拼装的；④已撤销报检的；⑤其他不符合更改条件，需要重新报检的。

▶ 简单实训

在大学国际货运专业学习 3 年的李薇毕业了，在学校组织的招聘会上，她成功地受聘于专门从事玻璃制品出口业务的沈阳天宇玻璃制品生产企业，从事报检工作，若该企业无报检资格，则李薇在企业首次报检时应该办理哪些手续呢？

<table>
<tr><td colspan="4" align="center">**中华人民共和国出入境检验检疫**
更改申请单</td></tr>
<tr><td colspan="2">日期：</td><td colspan="2">＊编号：</td></tr>
<tr><td>申请人（加
盖公章）</td><td></td><td>联系人</td><td></td></tr>
<tr><td></td><td></td><td>电话</td><td></td></tr>
<tr><td>原发证单
种类</td><td></td><td>原发证
单编号</td><td></td></tr>
<tr><td>货物品名
及数量</td><td></td><td>交还
原证单</td><td>正本 ／份 ／副本 份</td></tr>
<tr><td>申
请
摘
要</td><td colspan="3"></td></tr>
<tr><td colspan="2">领证人签名：</td><td colspan="2">日期：</td></tr>
<tr><td colspan="4" align="center">＊以下栏目由检验检疫机关填写</td></tr>
<tr><td colspan="4">施检部门意见：

签字：   日期：   年 月 日</td></tr>
<tr><td colspan="4">检务部门意见：

签字：   日期：   年 月 日</td></tr>
<tr><td colspan="4">局领导意见：

签字：   日期：   年 月 日</td></tr>
<tr><td colspan="4">注：有"＊"号栏由出入境检验检疫机关填写。</td></tr>
</table>

图 2－1　更改申请单

任务二　缴费、配合查验

任务导入

大连海天公司与美国华美公司签订了一份进口 5000 千克茶叶的合同。由于当时运输市场紧张，在合同中规定允许分批装运，美国华美公司于同一时间把该批货物分为两部分，分别装载在两艘不同的船上运出。大连海天公司在接到到货通知后，提取货物向有关部门报检。那么，大连海天公司能否仍以一批货物进行报检？报检时的费用应该如何计算？

相关知识

一、缴纳检验检疫费

检验检疫机构依法对出入境人员、货物、运输工具、集装箱及其他法定检验检疫物实施检验、检疫、鉴定等检验检疫业务，并按《出入境检验检疫收费办法》（〔2003〕2357 号）及其收费标准收费。

（1）出入境检验检疫费以人民币计算到元，元以下四舍五入。

（2）收费标准中以货值为基础计费的，以出入境货物的贸易信用证、发票、合同所列货物总值或海关估价为基础计收。

（3）检验检疫机构对出入境货物的计费以"一批"为一个计算单位。"一批"是指同一品名在同一时间，以同一个运输工具，来自或运往同一地点，同一收货、发货人的货物。列车多车厢运输，满足以上条件的，按"一批"计；单一集装箱多种品名货物拼装，满足以上条件的，按"一批"计。

（4）同批货物涉及多项检验检疫业务的，应根据检验检疫业务工作实际情况，以检验检疫为一项，数量、重量为一项，包装鉴定为一项，实验室检验为一项，财产鉴定为一项，安全检测为一项，检疫处理为一项，分别计算，累计收费。

（5）检验检疫机构对法定检验检疫的出入境货物按照有关检验检疫操作规程或检验检疫条款规定抽样检验代表全批的，均按全批收费。

（6）进料加工的出境货物的品质检验费，按收费标准的 70% 计收。来料加工的入境货物不做品质检验的，不收品质检验费；来料加工的出境货物品质检验费，按收费标准的 70% 计收。

（7）出入境贵稀金属，单价每千克超过 20000 元的，超过部分免收品质检验费。

（8）同批货物检验检疫费超过5000元的，超过部分按80%计收。

（9）出入境货物每批总值不足2000元的，免收品质检验费，只收证书（单）费；涉及其他检验检疫业务的，按规定收取相应费用。

（10）已经实施检验检疫的出入境法定检验检疫对象，有下列情况之一的，经重新报检检疫后，检验检疫机构应按收费标准另行收取相关费用：①输入或前往国家（地区）更改检验检疫要求的；②货物更换包装或拼装的；③超过检验检疫有效期或证书（单）报运出口期限的。

（11）口岸检验检疫机构凭产地检验检疫机构签发的换证凭单查验换证的，只收取签发证（单）工本费，不得收取查验费等其他任何费用。

（12）进口食品单一品种在100吨以下和非单一品种在500吨以下的，按小批量食品收费标准计收费用。

（13）报检人员应在检验检疫机构开具收费通知单之日起20日内足额缴纳检验检疫费用。逾期未缴的，自第21日起，每日加收未缴纳部分5‰的滞纳金。

（14）出入境关系人因故撤销检验检疫时，检验检疫机构未实施检验检疫的，不得收费；已实施检验检疫的，按收费标准的100%计收。因检验检疫机构责任撤销检验检疫的，不得收费。

（15）各检验检疫机构应公开收费项目和收费标准，并接受价格管理部门、财政部门的检查监督，不得擅自增加或减少收费项目，不得擅自提高或降低收费标准，不得重复收费。

拓展链接

《出入境检验检疫收费标准》节选如表2-1所示。

表2-1　　　　　　　《出入境检验检疫收费标准》节选

编号	名称	计费单位	收费标准	最低费额（元）	备注
一	货物及运输工具检验检疫费				
（一）	货物检验检疫费			60	
1	品质检验	货物总值	1.50‰		1. 含出口危险货物小型气体容器包装检验，货物总值按小型气体容器的内、外包装及内装物的货值计算； 2. 涂料进口时，仅收取品质检验费，不收专项检测费

续 表

编号	名称	计费单位	收费标准	最低费额（元）	备注
2	动物临床检疫、植物现场检疫、动植物产品检疫 其中：介质土、植物油	货物总值	1.2‰ 0.67‰		1. 对无法确定货物总值的动植物，其动物临床检疫、植物现场检疫按以下收费标准收取：a. 牛、马、驼、猪、羊、犬、虎、豹等大中动物（含胚胎），20元/头（只）；b. 兔、貂、猫、豚鼠等小动物，爬行类、两栖类动物，2元/头（只）；c. 禽鸟类，0.5元/只；d. 鱼、虾、蟹等水生动物，0.4元/只（鱼虾蟹苗按百尾，亲鱼虾苗按千尾）；e. 苗木（花卉），0.10元/株；f. 盆景，2元/盆；g. 试管苗，10元/支；h. 受精卵，0.2元/万粒；i. 动物精液，2元/管。 2. 动物临床检疫、植物现场检疫确定需做实验室检验的，按实际检验项目数额另行计收；动植物产品的实验室检验项目不另收费
3	食品及食品加工设备卫生检验	货物总值			小批量食品按货物总值的4‰收费
4	卫生检疫				不收费
（二）	运输工具检验检疫费				
1	检疫				
（1）	船舶（包括废旧船舶和修理船舶）				1. 客轮加收50%； 2. 同一船舶同日多次往返边境界河或港澳台与大陆之间同一口岸的，按两艘次收费
①	10001总吨以上	艘次	330		
②	5001～10000总吨	艘次	260		
③	1001～5000总吨	艘次	170		

续 表

编号	名称	计费单位	收费标准	最低费额（元）	备注
④	101～1000 总吨	艘次	100		
⑤	100 总吨以下	艘次	60		
（2）	飞机				
①	起飞重量 100 吨以上	架次	50		
②	起飞重量 100 吨以下	架次	30		
（3）	火车	厢次	4		
（4）	汽车及其他车辆	车次	2		
2	适载检验				适用于《进出口商品检验法实施条例》第二十九条规定的范围
（1）	清洁	舱、车、厢	30		
（2）	温度	舱、车、厢	30		
（3）	密固	舱、车、厢	60		
（三）	集装箱检验检疫费				20 英尺①集装箱为一个标准箱，40 英尺及 45 英尺集装箱按两个标准箱计
1	检疫	标箱次	4		
2	适载检验				适用于《进出口商品检验法实施条例》第二十九条规定的范围
（1）	清洁	标箱次	6		罐式集装箱加一倍收费
（2）	温度	标箱次	6		
（四）	包装物、铺垫材料检疫费				
1	麻袋	条	0.05	10	
2	铺垫材料	批次	30		运输工具上铺垫材料的检疫不另收费
3	木质包装	只次	1	20	藤、竹等其他包装物与木质包装同价

---

① 1 英尺 = 0.3048 米。

续 表

编号	名称	计费单位	收费标准	最低费额（元）	备注
（五）	携带或邮寄物检验检疫费				隔离、实验室检验项目另行收费
1	携带物	件	10		适用于携带的动植物及其产品和法定检验检疫物品。参照海关免税条款，对海关予以免税的非检疫类物品，免收检验检疫费；对海关予以免税的检疫类物品，按收费标准的50%收费
2	伴随动物	只	20		
3	邮包	件	3		

二、配合查验

（一）联系查验

报检人员应主动联系检验检疫机构对出入境货物实施检验检疫。

（1）向检验检疫机构提供进行抽样、检验、检疫和鉴定等工作的必要条件，配合检验检疫机构为实施检验检疫而进行的现场验（查）货、抽（采）样及检验检疫处理等事宜。

（2）落实检验检疫机构提出的检验检疫监管措施和其他有关要求。

（3）对经检验检疫合格放行的出境货物加强批次管理，不错发、错运、漏发。法定检验检疫的出口货物未经检验检疫或者经检验检疫不合格的，不准出口。未经检验检疫合格或未经检验检疫机构许可的入境法检货物，不准销售、使用或拆卸、运递。

（4）若为电子报检，报检单位在接到报检成功的信息后，应按信息中的提示与施检部门联系检验检疫事宜。在现场检验检疫时，报检人持报检软件打印的报检单和全套随附单据交施检人员审核，不符合要求的，施检人员通知报检人立即更改，并将不符合情况反馈给受理报检部门。

（二）复验

报检人可以向做出检验结果的检验检疫机构或者其上级检验检疫机构申请复验，

也可以向中华人民共和国海关总署申请复验。检验检疫机构或者中华人民共和国海关总署对同一检验结果只进行一次复验。对复验结论不服的，报检人可以依法申请行政复议，也可以向人民法院提起行政诉讼。

1. 工作程序和时限

工作程序：申请—审核—实施复验—复验结论。

工作时限：受理机构在收到复验申请之日起应当在60日内做出复验结论。技术复杂的，经本机构负责人批准，可以适当延长，但延长时间不可超过30日。

2. 申请时限和条件

报检人申请复验应当在收到检验检疫机构做出的检验结果之日起15日内提出。应当保证和保持原报检商品的质量、重量、数量符合原检验时的状态，并保留其包装、封识和标志。

3. 应提供的单据

申请复验时应填写复验申请表；提供原报检机构的单证、资料以及原检验检疫机构出具的检验证书或单证。

4. 申请的受理

检验检疫机构或者中华人民共和国海关总署收到复验申请之日起15日内，对复验申请进行审查并做出如下处理：符合规定的，予以受理，出具复验申请受理通知书；申请内容不全或随附单证不全的，出具复验申请材料补正告知书；复验申请不符合有关规定的，不予受理，出具复验申请不予受理通知书。

5. 复验的费用

申请复验的报检人员按规定缴纳复验费用；如果复验结论属于原检验检疫机构责任，则复验费用由原检验检疫机构负担。

简单实训

下列案例有9个问题，请根据给出的单据对各题做出判断，用"√"表示正确，用"×"表示不正确。

成都新华服装公司与美国ABC公司签订合同，生产出口纯棉衬衣（检验检疫类别为M/N），所用的棉布（检验检疫类别为M/N）等主料由ABC公司提供，新华服装公司按照ABC公司要求进行加工，仅收取加工费。原料从珠海口岸报关入境。成品分两批出运，第一批货物货值10000美元，拟通过海运出境；第二批货物价值1000美元，拟从成都直接空运出境。第一批货物经检验检疫机构检验最终判定不合格。

（1）新华服装公司应在原料进口后申请自理报检单位备案登记，取得备案登

记号。 （ ）

    （2）ABC 公司应向检验检疫机构申请办理进口原料国外供货商注册登记。 （ ）

    （3）报检单中的"贸易方式"栏应填写"进料加工"。 （ ）

    （4）两批出口货物均应向成都检验检疫机构申请检验。 （ ）

    （5）进口的原料免予品质检验。 （ ）

    （6）原料进口时，应向珠海检验检疫机构申请出具通关单。 （ ）

    （7）第一批货物经检验不合格，免收品质检验费。 （ ）

    （8）第二批货物的货值低于 2000 美元，免收品质检验费。 （ ）

    （9）检验检疫机构对第一批货物签发出境货物不合格通知单，不允许出口。 （ ）

任务三 签证放行

任务导入

    从 2003 年 4 月开始，全国检验检疫系统实行 100% 电子报检，所有进出口企业只需在网络终端输入报检资料发送到检验检疫部门即可报检。在未实行电子报检前，企业报检员需要不停地往返于企业、检验检疫机构、海关，既耗时，又耗力。如今改革后，企业只需凭借产地检验检疫局给的电子转单号和转单密码，便可直接到口岸换取通关单。如果不需要查验，整个通关过程只需 10 分钟左右。如何正确进行电子报检操作？

相关知识

一、放行方式

（一）直通放行

    依据《关于实施进出口货物检验检疫直通放行制度的公告》，2008 年 7 月推出的"直通放行"的通关优惠政策把过去口岸、内地两道关口变为一道关口，将内地局和口岸局两次报检变为一次报检，两次出单变为一次出单，两次查验变为一次查验，从而实现"一次报检、一次查验、一次出单"的目标，两地相互配合，简化手续，缩短流程，提高效率，降低成本，实现了快速通关。进出口货物实施"直通放行"通关优惠政策以后，企业至少可以得到两个实惠：一是减少了相应的压港、掏柜等费用的支出，较大幅度降低了口岸通关的成本；二是货物滞港时间相应减少，通关效率得以大幅提高，出境货物装运船期及进境货物到货时间变得更加可控，每批货物通关时间也可加快 1~2 天。

1. 直通放行的定义

直通放行是指检验检疫机构对符合规定条件的进出口货物实施便捷、高效的检验检疫放行方式，包括进口直通放行和出口直通放行。进口直通放行是指对符合条件的进口货物，口岸检验检疫机构不实施检验检疫，货物直运至目的地，由目的地检验检疫机构实施检验检疫的放行方式。出口直通放行是指对符合条件的出口货物，经产地检验检疫机构检验检疫合格后，企业可凭产地检验检疫机构签发的通关单在报关地海关直接办理通关手续的放行方式。

中华人民共和国海关总署负责全国进出口货物检验检疫直通放行的管理工作，各地检验检疫机构负责本辖区进出口货物检验检疫直通放行的实施和监督管理工作。直通放行工作的实施以企业诚信管理和货物风险分析为基础，以信息化管理为手段，坚持"谁检验检疫，谁承担责任"的原则。符合直通放行条件的，企业报检时可自愿选择检验检疫直通放行方式或原放行方式。

2. 申请实施直通放行的企业应符合的条件

（1）严格遵守国家出入境检验检疫相关法律法规，两年内无行政处罚记录。

（2）检验检疫诚信管理（分类管理）中的 A 类企业（一类企业）。

（3）企业年进出口额在 150 万美元以上。

（4）企业已实施 HACCP（Hazard Analysis and Critical Control Point，危害分析及关键控制点）或 ISO 9000 质量管理体系，并获得相关机构颁发的质量体系评审合格证书。

（5）出口企业同时应具备对产品质量安全进行有效控制的能力，产品质量稳定，检验检疫机构实施检验检疫的年批次检验检疫合格率不低于 99%，1 年内未发生由于产品质量原因引起的退货、理赔或其他事故。

3. 申请实施直通放行的货物应符合的条件

中华人民共和国海关总署按照风险分析、科学管理的原则，制定《实施出口直通放行货物目录》和《不实施进口直通放行货物目录》，并实行动态调整。

（1）申请实施进口直通放行的货物应符合的条件：①未列入《不实施进口直通放行货物目录》；②来自非疫区（含动植物疫区和传染病疫区）；③用原集装箱（含罐、货柜车）直接运输至目的地；④不属于中华人民共和国海关总署规定的须在口岸进行查验或处理的范围。

（2）申请实施出口直通放行的货物应符合的条件：申请实施出口直通放行的货物应在《实施出口直通放行货物目录》内，但下列情况不实施出口直通放行：①散装货物；②出口援外物资和市场采购货物；③在口岸需更换包装、分批出运或重新拼装的；

④双边协定、进口国或地区要求等规定须在口岸出具检验检疫证书的；⑤中华人民共和国海关总署规定的其他不适宜实施直通放行的情况。

4. 直通放行工作程序

申请直通放行的企业应填写直通放行申请书，并提交企业的相关证明材料，向所在地检验检疫机构提出申请。企业所在地直属检验检疫机构对企业提交的材料进行审核批准后，报中华人民共和国海关总署备案，并统一公布。

（1）进口直通放行

①在口岸报关的进口货物。对在口岸报关的进口货物，报检人选择直通放行的，在口岸检验检疫机构申领入境货物通关单（四联单），货物通关后直运至目的地，由目的地检验检疫机构实施检验检疫。口岸检验检疫机构经中华人民共和国海关总署电子通关单数据交换平台向海关发送通关单电子数据，同时通过"入境货物口岸内地联合执法系统"将通关单电子数据、报检及放行等信息发送至目的地检验检疫机构。通关单备注栏应加注"直通放行货物"字样并注明集装箱号。

②在目的地报关的进口货物。对在目的地报关的进口货物，报检人选择直通放行的，直接向目的地检验检疫机构报检。目的地检验检疫机构在受理报检后，签发入境货物通关单（三联单）。目的地检验检疫机构经中华人民共和国海关总署电子通关单数据交换平台向海关发送通关单电子数据的同时，通过"入境货物口岸内地联合执法系统"将通关单电子数据、报检及放行等信息发送至入境口岸检验检疫机构。通关单备注栏应加注"直通放行货物"字样并注明集装箱号。

③需要注意的事项。对于进口直通放行的货物，口岸与目的地检验检疫机构应密切配合，采取有效监管措施，加强监管。

对需要实施检疫且无原封识的进口货物，口岸检验检疫机构将对集装箱加施检验检疫封识（包括电子锁等），要逐步实现 GPS 监控系统对进口直通放行货物运输过程的监控。集装箱加施封识的，应将加施封识的信息通过"入境货物口岸内地联合执法系统"发送至目的地检验检疫机构。

货物到达目的地，报检人应在目的地检验检疫机构指定的地点接受检验检疫。对已加施检验检疫封识的，应当向目的地检验检疫机构申请启封，未经检验检疫机构同意不得擅自开箱、卸货。货物经检验检疫不合格且无有效检疫处理或技术处理方法的，由目的地检验检疫机构监督实施销毁或做退货处理。目的地检验检疫机构在完成检验检疫后，应通过"入境货物口岸内地联合执法系统"将检验检疫信息反馈至入境口岸检验检疫机构。

进口直通放行货物的检验检疫费由实施检验检疫的目的地检验检疫机构收取。进口直通放行两种方式的比较如表 2-2 所示。

表 2-2   进口直通放行两种方式的比较

报关地	报检地	领取证单种类	检验地
入境口岸	入境口岸	通关单（四联单）	目的地
目的地	目的地	通关单（三联单）	目的地

（2）出口直通放行

①出口直通放行程序。企业选择出口直通放行方式的，办理报检手续时，应直接向产地检验检疫机构申请出境货物通关单，并在报检单上注明"直通放行"字样。

产地检验检疫机构检验检疫合格并对货物集装箱加施封识。

产地检验检疫机构签发通关单，在通关单备注栏注明出境口岸、集装箱号、封识号。

产地检验检疫机构经过中华人民共和国海关总署电子通关单数据交换平台向海关发送通关单电子数据。

口岸检验检疫机构应通过"电子通关单联网监控系统"及时掌握经本口岸出境的出口直通放行货物信息，对到达口岸的直通放行货物实施随机查验。

口岸检验检疫机构的查验以核查集装箱封识为主，封识完好即视为符合要求；对封识丢失、损坏、封识号有误或箱体破损等异常情况，要进一步核查，并将情况及时通过"电子通关单联网监控系统"反馈给产地检验检疫机构。

②应注意的事项。对出口直通放行后的退运货物，口岸检验检疫机构应当及时将信息反馈给产地检验检疫机构。

实施出口直通放行的货物需更改通关单的，由产地检验检疫机构办理更改手续并出具新的通关单，同时收回原通关单。

因特殊情况无法在产地领取更改后的通关单的，发货人或其代理人可向口岸检验检疫机构提出书面申请，口岸检验检疫机构根据产地检验检疫机构更改后的电子放行信息，通过"电子通关单联网监控系统"打印通关单，同时收回原通关单。出口直通放行与原放行方式的异同如表 2-3 所示。

表 2-3   出口直通放行与原放行方式的异同

放行方式	报检地	领取单证种类	是否需要换证报检
出口直通放行	产地	出境货物通关单	不需要
原放行方式	产地	出境货物换证凭单	需要

（二）绿色通道

检验检疫绿色通道制度（以下简称绿色通道制度）是指，对于诚信度高、产品质量保障体系健全、质量稳定、具有较大出口规模的生产、经营企业，经国家质量监督检验检疫总局（以下简称国家质检总局）审查核准，对其符合条件的出口货物实行产地检验检疫合格，口岸检验检疫机构免于查验的放行管理模式。绿色通道制度实行企业自愿申请的方式。

1. 申请实施绿色通道制度的企业（以下简称申请企业）应当具备的条件

（1）具有良好信誉，诚信度高，年出口额在 500 万美元以上。

（2）已实施 ISO 9000 质量管理体系，获得相关机构颁发的生产企业质量体系评审合格证书。

（3）出口货物质量长期稳定，两年内未发生过进口国（地区）质量索赔和争议。

（4）1 年内无违规报检行为，两年内未受过检验检疫机构行政处罚。

（5）根据国家质检总局有关规定实行生产企业分类管理的，应当属于一类或者二类企业。

（6）法律法规及双边协议规定必须使用原产地标记的，应当获得原产地标记注册。

（7）国家质检总局规定的其他条件。

2. 申请企业应当对以下内容做出承诺

（1）遵守出入境检验检疫法律法规和《出入境检验检疫报检规定》。

（2）采用电子方式进行申报。

（3）出口货物货证相符、批次清楚、标记齐全，可以施加封识的必须封识完整。

（4）产地检验检疫机构检验检疫合格的出口货物在运往口岸过程中不得发生换货、调包等不法行为。

（5）自觉接受检验检疫机构的监督管理。

3. 绿色通道放行的工作程序

（1）实施绿色通道的企业向产地检验检疫机构报检，申请检验检疫。

（2）产地检验检疫机构对其绿色通道资格予以确认。

（3）产地检验检疫机构应当对实施绿色通道制度的出口货物的报检单据和检验检疫单据加强审核，对符合条件的必须以电子转单方式向口岸检验检疫机构发送通关数据，在进行转单时，应当输入确定的报关口岸代码并出具出境货物转单凭条。

（4）口岸检验检疫机构严格核查电子转单数据中实施绿色通道制度的相关信息；对于审核无误的，不需查验，直接签发出境货物通关单。

4. 需要注意的事项

（1）申请实施绿色通道制度的企业，应当到所在地检验检疫机构索取并填写实施绿色通道制度申请书，同时提交申请企业的 ISO 9000 质量管理体系认证证书（复印件）及其他有关文件。

（2）实施绿色通道制度的自营出口企业，报检单位、发货人、生产企业必须一致。

（3）实施绿色通道制度的经营性企业，报检单位、发货人必须一致，其经营的出口货物必须由获准实施绿色通道制度的生产企业生产。

（4）国家质检总局根据出口货物检验检疫的实际情况以及绿色通道制度的实施情况确定、调整实施绿色通道制度出口货物的范围。

（5）实施绿色通道制度的企业在口岸对有关申报内容进行更改的，口岸检验检疫机构不得按照绿色通道制度的规定予以放行。

实施绿色通道制度申请书如图 2 - 2 所示。

（三）电子放行

近年来，国家质检系统不断改革传统的口岸货物检验检疫流程，以信息化为手段，开发、建设了中国电子检验检疫的系统工程，并逐渐形成了由电子申报、电子监管、电子放行三部分组成的"三电工程"。其中，电子申报实现了电子报检和原产地证书的电子签证。目前，电子申报已覆盖全国除港澳台地区以外的 31 个省（区、市）35 个直属局的广域网主干网，直属局和 440 个分支机构与众多的进出口企业直接联网，部分企业与海关、口岸的相关部门实现了互联互通。电子报检系统满足了加强和改进报检工作质量的基本要求，最大限度地减少了环节、简化了手续，减少了企业往返检验检疫部门的次数。

1. 电子通关

为了确保检验检疫机构对出入境货物的有效监管，方便货物进出，加快进出口货物通关速度，中华人民共和国海关总署开发了电子通关单联网核查系统，并已于 2003 年 1 月 1 日在主要口岸的检验检疫机构和海关推广应用。该系统采用网络信息技术，将检验检疫机构签发的出入境通关单的电子数据传输到海关计算机业务系统，海关对报检报关数据进行比对确认，相符合的，予以放行；不符合的，海关做退单处理。

目前，检验检疫机构和海关联合采取的通关单联网核查系统在运行时还需同时校验纸质的通关单据，这是实现无纸化报关必然要经历的一个过渡阶段。这种通关方式相比传统的通关方式具有信息共享、方便、快捷、准确的特点，企业可以在企业端通过电子申报进行电子报检，检验检疫机构予以放行的信息到达海关后，海关核查无误即可放行，这不仅加快了通关速度，还有效控制了报检数据与报关数据不符问题的发生，同时还能有效遏制不法分子伪造、变造通关证单的不法行为。申报企业应不断改善自身电子信息网络条件，完善电子申报的条件和手段，认真遵守检验检疫和海关的有关管理规定，配合两个管理部门电子信息化措施的推行和实施。

实施绿色通道制度申请书

申请企业：＿＿＿＿＿＿＿＿＿＿＿＿＿

申请日期：＿＿＿＿＿＿＿＿＿＿＿＿＿

申请单位名称					
报检单位登记号		联系人		联系电话	
年出口量	批次				
	金额（万美元）				
出口主要产品					
ISO 质量管理体系审核证书号码					

本企业申请实施绿色通道制度并承诺如下内容：

　①遵守出入境检验检疫法律法规和《出入境检验检疫报检规定》；

　②采用电子方式进行申报；

　③出口货物货证相符、批次清楚、标记齐全，可以施加封识的必须封识完整；

　④产地检验检疫机构检验合格的出口货物在运往口岸过程中不得发生换货、调包等不法行为；

　⑤自觉接受检验检疫机构的监督管理。

申请单位

法人代表签字：

　　　　　　　　　　　　　　　　　　　　　　　　　　　　　　申请单位印章

　　　　　　　　　　　　　　　　　　　　　　　　　　　　　　　年　　月　　日

施检部门审核意见	
	年　　月　　日
检务部门审核意见	
	年　　月　　日
直属检验检疫局审核意见	
	年　　月　　日
备注	

图 2-2　实施绿色通道制度申请书

2. 电子转单

电子转单是指通过系统网络，将产地检验检疫机构和口岸检验检疫机构的相关信息相互连通，对于出境货物由产地检验检疫机构将其检验检疫合格后的相关电子信息传输到出境口岸检验检疫机构，对于入境货物由入境口岸检验检疫机构签发入境货物通关单后，将相关电子信息传输到目的地检验检疫机构实施检验检疫的监管模式。较之传统的由客户凭出境货物换证凭单到报关地检验检疫机构换发出境货物通关单的方式，电子转单具有共享数据信息、简化操作程序、降低外贸成本、提高通关速度的特点。

（1）出境电子转单

①产地检验检疫机构经检验检疫合格后，应及时通过网络将相关信息传输到电子转单中心。出境货物电子转单传输内容包括报检信息、签证信息及其他相关信息。

②由产地检验检疫机构向出境检验检疫关系人以书面形式提供报检单号、转单号及密码等信息。

③出境检验检疫关系人凭报检单号、转单号及密码等信息到出境口岸检验检疫机构申请出境货物通关单。

④出境口岸检验检疫机构应出境检验检疫关系人的申请，提取电子转单信息，签发出境货物通关单，并将处理信息反馈给电子转单中心。

⑤按《口岸查验管理规定》需核查货证的，出境检验检疫关系人应配合出境口岸检验检疫机构完成检验检疫工作。

（2）入境电子转单

①经入境口岸办理通关手续，须到目的地对货物实施检验检疫，口岸检验检疫机构通过网络，将相关信息传输到电子转单中心。入境货物电子转单传输内容包括报检信息、签证信息及其他相关信息。目的地检验检疫机构应按时接收中华人民共和国海关总署电子转单中心转发的相关电子信息，并反馈接收信息情况。

②入境货物的货主或代理人持口岸检验检疫机构签发的入境货物调离通知单，向目的地检验检疫机构申请检验检疫并缴纳相应的检验检疫费。

③目的地检验检疫机构根据电子转单信息，对入境检验检疫关系人未在规定期限内办理报检的，将有关信息通过中华人民共和国海关总署电子转单中心反馈给入境口岸检验检疫机构。入境口岸检验检疫机构应按时接收电子转单中心转发的上述信息，并采取相关处理措施。

（3）实施电子转单应注意的问题

有下列情况之一的，暂不实施电子转单：①出境货物在产地预检的；②出境货物的出境口岸不明确的；③出境货物须到口岸并批的；④出境货物按规定须在口岸检验检疫并出证的；⑤其他按有关规定不适用电子转单的。

（4）实施电子转单后的查验和更改

①查验。按《口岸查验管理规定》需核查货证的，报检单位应配合出境口岸检验检疫机构完成检验检疫工作。除出口活动物、重点检查有关名单内企业申报的货物以及中华人民共和国海关总署确定的货物必须逐批核查货证外，其他货物的口岸核查货证的比例为申报查验批次的1%～3%。

②更改。产地检验检疫机构签发完转单凭条后需进行更改的，按《出入境检验检疫报检规定》的有关规定办理。应报检人和产地检验检疫机构要求，在不违反有关法律法规及规章的情况下，出境口岸检验检疫机构可以根据下列情况对电子转单有关信息予以更改：a. 因运输造成包装破损或短装等需要减少数/重量的；b. 需要在出境口岸更改运输工具的名称、发货日期、集装箱规格及数量等有关内容的；c. 申报总值按有关比重换算或变更申报总值幅度不超过10%的；d. 经口岸检验检疫机构和产地检验检疫机构协商同意更改有关内容的。

二、签发单证

对出入境货物检验检疫完毕后，检验检疫机构根据评定结果签发相应的单证，报检人在领取检验检疫机构出具的有关检验检疫单证时应如实签署姓名和领证时间，并妥善保管。

（一）出境货物

出境货物检验检疫工作程序是报检—检验检疫—放行通关。

法定检验检疫的出境货物，在报关时必须提供出入境检验检疫机构签发的出境货物通关单，海关凭报关地出入境检验检疫机构出具的出境货物通关单验放。

（1）法定检验检疫的出境货物的发货人或者其代理人在货物出境前向检验检疫机构报检，检验检疫机构受理报检和计/收费后，转检验或检疫部门实施检验检疫。

（2）对产地和报关地属于同一辖区的出境货物，经检验检疫合格的，出具出境货物通关单，供报检人在海关办理通关手续。

（3）对产地和报关地属不同辖区的出境货物，报检人应向产地检验检疫机构报检，产地检验检疫机构检验检疫合格后出具出境货物换证凭单，如图2-3所示，由报关地检验检疫机构核查货证后换发出境货物通关单。出境货物经检验检疫不合格的，出具出境货物不合格通知单。

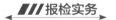

中华人民共和国出入境检验检疫
出境货物换证凭单

类别：　　　　　　　　　　　　　　　　　　　　编号：

发货人		标记及号码	
收货人			
品名			
H. S. 编码			
报检数/重量			
包装种类及数量			
申报总值			
产地		生产单位（注册号）	
生产日期		生产批号	
包装性能检验结果单号		合同/信用证号	
		运输工具名称及号码	
输往国家或地区		集装箱规格及数量	
发货日期		检验依据	

检验检疫结果
　　签字：　　　　　　　　日期：　　　年　月　日

本单有效期　截止于　　　年　月　日

备注

分批出境核销栏	日期	出境数/重量	结存数/重量	核销人	日期	出境数/重量	结存数/重量	核销人

说明：1. 货物出境时，经口岸检验检疫机关查验货证相符，且符合检验检疫要求的予以签发通关单或换发检验检疫证书；2. 本单不作为国内贸易的品质或其他证明；3. 涂改无效。

图 2-3　出境货物换证凭单

（二）入境货物

入境货物的检验检疫工作程序是报检—放行通关—检验检疫。

法定检验检疫的入境货物，在报关时必须提供报关地出入境检验检疫机构签发的入境货物通关单，海关凭报关地检验检疫机构签发的入境货物通关单验放。

法定检验检疫货物在入境前或入境时，货主或其代理人应首先向卸货口岸或到达站的检验检疫机构报检。

报检人提供的单证材料齐全、符合要求的，检验检疫机构受理报检并计/收费；对来自疫区，可能传播检疫传染病、动植物疫情及可能夹带有害物质的入境货物的交通运输工具或运输包装等，实施必要的检疫、消毒、卫生除害处理后，签发入境货物通关单，供报检人办理海关的通关手续。

货物通关后，货主或其代理人须在检验检疫机构规定的时间和地点到指定的检验检疫机构联系货物的检验检疫事宜，经检验检疫合格的，签发入境货物检验检疫证明，如图 2－4 所示，准予销售、使用；经检验检疫不合格的货物，签发检验检疫处理通知书，货主或其代理人应在检验检疫机构的监督下进行处理，无法进行处理或处理后仍不合格的，做退运或销毁处理。需要对外索赔的，应签发检验检疫证书。

▼ 简单实训

南昌西海电子有限公司向南昌检验检疫机构申请直通放行并获得了批准。该公司生产了一批液晶电视机、等离子电视机等货物，拟通过直通放行方式报检，并从广州口岸出口。

1. 该公司申请实施直通放行应符合的条件是（　）。

A. 两年内无行政处罚记录

B. 检验检疫诚信管理（分类管理）的 A 类企业（一类企业）

C. 年进出口额在 1000 万美元以上

D. 已实施 ISO 9000 质量管理体系，并获得相应的质量体系评审合格证书

2. 该批货物发生以下情况，不能实施直通放行的是（　）。

A. 通过散装形式出口　　　　　　　　B. 在口岸更换包装

C. 在口岸分批出境　　　　　　　　　D. 在口岸重新拼装

3. 以下表述正确的是（　）。

A. 应在报检单上注明"直通放行"字样

B. 应向南昌检验检疫机构申请签发换证凭单

C. 应向南昌检验检疫机构申请签发通关单

D. 应向广州检验检疫机构申请签发通关单

中华人民共和国出入境检验检疫
入境货物检验检疫证明

收货人			
发货人			
品名		报检数/重量	
包装种类及数量		输出国家或地区	
合同号			
提/运单号		标记及号码	
入境口岸			
入境日期			

证明 上述货物业经检验检疫，准予销售/使用

签字：   日期：

备注
清单见附页

图2-4　入境货物检验检疫证明

4. 该批货物的报检地点应该是（   ）。

A. 企业自由选择　　B. 南昌　　　　　　　C. 广州　　　　　　　D. 根据报关地点决定

5. 发生以下情况，该企业将被停止直通放行的是（   ）。

A. 直通放行的出口货物因质量问题发生退货、理赔，造成恶劣影响

B. 直通放行后擅自调换货物

C. 非直通放行货物经口岸查验发现货证不符

D. 受到行政处罚

巩固提升

一、知识题

（一）单项选择

1. 出入境关系人应自检验检疫机构开具收费通知单之日起（   ）日内，缴清全部检验检疫费。逾期未交的，须按规定缴纳滞纳金。

A. 10　　　　　　　　B. 15　　　　　　　　C. 20　　　　　　　　D. 30

2. 出境货物经检验检疫不合格并出具不合格通知单的，申请人应按收费额的（   ）缴纳检验检疫费。

A. 100%　　　　　　B. 80%　　　　　　　C. 70%　　　　　　　D. 50%

3. 某企业进口一批货物（检验检疫类别为 M/N），经检验检疫合格并取得（   ）后，方可销售、使用该批货物。

A. 入境货物通关单　　　　　　　　B. 入境货物调离通知单

C. 入境货物检验检疫证明　　　　　D. 检验检疫处理通知书

4. 以下关于申请实施绿色通道制度的企业应具备条件的表述，错误的是（   ）。

A. 信誉良好，诚信度高　　　　　　B. 企业年出口额 100 万美元以上

C. 企业年进口额在 500 万美元以上　D. 半年内无违规报检行为

5. 产地检验、口岸报关出境的货物，企业应向产地检验检疫机构申请出具（   ）。

A. 出境货物换证凭单或换证凭条　　B. 出境货物通关单

C. 出境货物调离通知单　　　　　　D. 检验检疫处理通知书

6. 法定检验检疫货物的通关模式是（   ）。

A. 先报检，后报关　　　　　　　　B. 先报关，后报检

C. 既可先报检也可先报关　　　　　D. 报检与报关应同时办理

7. 进出口企业应向（   ）检验检疫机构办理报检单位备案登记手续。

A. 工商注册地   B. 货物生产地

C. 报检业务发生地   D. 报关口岸

8. 装载法定检验货物的进境集装箱与进境货物一次报检，一次签证放行，海关凭（ ）放行。

A. 集装箱检验结果单   B. 入境货物通关单

C. 集装箱检验通知单   D. 集装箱检验放行单

9. 在检验检疫机构签发检验检疫单证后，报检人要求补充内容的，应当办理申请手续，填写（ ），并出具证明材料。

A. 报检申请单   B. 补充申请单   C. 变更申请单   D. 更改申请单

10. 关于"三电工程"中所指的"电子申报"，以下表述正确的是（ ）。

A. 出入境货物电子报检和产地证电子签证

B. 出境货物电子报检、入境货物电子报检和电子放行

C. 电子报关、出境货物电子报检和产地证电子签证

D. 出境货物电子报检、入境货物电子报检和电子报关

（二）多项选择

1. 出境货物经检疫合格后，凡有下列情况之一的应重新报检（ ）。

A. 超过检验检疫有效期的

B. 变更输入国家或地区，并有不同检验检疫要求的

C. 改换包装或重新拼装的

D. 已撤销报检的

2. 某企业报检一批出口玩具，并于9月10日领取了出境货物通关单，以下情况中企业须重新报检的有（ ）。

A. 该企业于11月20日持上述出境货物通关单办理报关手续

B. 应客户的要求，在出口前更换了纸箱

C. 临时更改出口口岸

D. 临时减少出口数量

3. 报检人对检验检疫机构的检验结果有异议需复验的，可以向（ ）申请。

A. 原检验检疫机构   B. 当地法院

C. 上级检验检疫机构   D. 当地仲裁委员会

4. 以下情况中，暂不实施出境电子转单的有（ ）。

A. 出境口岸不明确的货物

B. 须到口岸并批的货物

C. 出口活动物

D. 按规定在口岸检验检疫并签发证书的货物

5. 以下关于电子转单的表述，正确的有（　　）。

A. 须在口岸实施检验检疫并出证的出境货物暂不实施电子转单

B. 检验检疫机构对电子转单的货物不再出具出境货物换证凭单

C. 已办理电子转单的货物，不能再向产地检验检疫机构申请出具其他证书

D. 已办理电子转单的货物在口岸出运时由于短装需要减少数量、重量的，仍可向口岸检验检疫机构申请出境货物通关单

二、综合题

杭州 A 公司从安徽 B 工厂采购一批棉布（检验检疫类别 M/），货值 20000 美元，出口至埃及。货物从宁波口岸装集装箱并报关出口。货物运至埃及后，收货人提出部分包装破损货物受到污染，向 A 公司提出索赔。

1. A 公司应根据有关规定事先办理（　　）。

A. 自理报检单位备案　　　　　　B. 国外收货人备案登记

C. 出口商品质量许可　　　　　　D. 出口商品免验

2. 以下表述正确的有（　　）。

A. 该批货物应在安徽报检　　　　B. 该批货物应在宁波实施监装

C. 该批货物应在宁波实施口岸查验　　D. 该批货物不实施检验

3. 关于检验检疫证单，以下表述正确的有（　　）。

A. 报检人应向安徽检验检疫机构申请出具换证凭单

B. 报检人应向宁波检验检疫机构申请出具装运前检验证书

C. 报检人应向宁波检验检疫机构申请签发出境货物通关单

D. 企业无须向检验检疫机构申请出具任何单证

4. 以下单据，报检时应提供的有（　　）。

A. 合同　　　　　　　　　　　　B. 装箱单

C. 发票　　　　　　　　　　　　D. 集装箱检验检疫结果单

5. 关于索赔问题，以下表述正确的有（　　）。

A. 属于货物品质问题，A 公司应无条件进行赔偿

B. A 公司不承担赔偿责任，但应要求 B 工厂无条件进行赔偿

C. 检验检疫机构出具的装运前检验证书是保护 A 公司利益的重要依据

D. 装运前检验证书可作为仲裁的重要依据

模块三 入境报检

学习目标

知识目标：1. 了解入境货物报检分类并掌握其报检的特殊要求；

2. 理解入境集装箱报检要求；

3. 了解入境交通运输工具的报检要求；

4. 理解入境快件及邮寄物的报检要求；

5. 掌握入境货物报检单的填制规范。

技能目标：1. 能够正确准备入境货物报检的随附单证并办理报检手续；

2. 能够办理入境集装箱、快件及邮寄物的报检手续；

3. 能够正确填写入境货物报检单。

任务一 入境货物报检

任务导入

2016 年，厦门检验检疫局连续从来自中国台湾的鲜柠檬、茂谷柑、鲜橙等柑橘类水果中截获检疫性有害生物柑橘溃疡病菌。由此各局加强对台湾柑橘类水果的检验检疫，一旦发现疑似情况，要及时送实验室进行鉴定，若确定此货物携带柑橘溃疡病菌，要立即对其监督并进行退运或销毁处理，防止疫情传入。入境的货物、交通运输工具等都有传播疫情的风险，因此我国对入境的货物等都做出了检验检疫的要求，那么具体的要求有哪些呢？

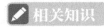相关知识

一、入境货物报检一般规定

（一）入境货物报检分类

法定检验检疫的入境货物报检可分为入境一般报检、入境流向报检和异地施检报检。

1. 入境一般报检

入境一般报检是指法定检验检疫入境货物的货主或其代理人，持有关单证向报关地检验检疫机构申请对入境货物进行检验检疫，以获得入境通关放行凭证，并取得入境货物销售、使用合法凭证的报检。对入境一般报检业务而言，签发入境货物通关单（三联）和对货物的检验检疫都由报关地检验检疫机构完成，货主或其代理人在办理完通关手续后，应主动与检验检疫机构联系并落实检验检疫工作。

2. 入境流向报检

入境流向报检亦称口岸清关转异地进行检验检疫的报检，指法定入境检验检疫货物的货主或其代理人持有关单据在卸货口岸向口岸检验检疫机构报检，由入境口岸检验检疫机构进行必要的检疫处理后签发入境货物通关单（三联），货物通关并调往目的地后，收货人或其代理人再向目的地检验检疫机构申报，由目的地检验检疫机构进行检验检疫监管的报检。其中，申请入境流向报检货物的报关地与目的地属于不同辖区。

3. 异地施检报检

异地施检报检是指已在口岸完成入境流向报检，货物到达目的地后，该批入境货物的货主或其代理人在规定的时间内（海关放行后 20 日内），向目的地检验检疫机构申请对入境货物实施检验检疫的报检。

异地施检报检是入境流向报检货物到达目的地后，入境货物货主或其代理人对同一批货物向目的地检验检疫机构的二次申报，主要目的是申请检验检疫，以获得合法的销售使用凭证。因入境流向报检时，相关检验检疫机构只在口岸对装运货物的运输工具和外包装进行了必要的检疫处理，并未对整批货物进行检验检疫，只有当检验检疫机构对货物实施了具体的检验检疫，确认其符合有关检验检疫要求及合同规定后，货主才能获得相应的准许入境货物销售、使用的合法凭证，完成入境货物的检验检疫工作。异地施检报检时应提供检验检疫机构签发的入境货物调离通知单，即入境货物通关单中的第二联。

对符合进境直通放行条件的货物，目的地检验检疫机构直接签发入境货物通关单，货主或其代理人凭此单据直接向报关地海关办理通关手续。

异地施检报检及入境流向报检流程如图 3-1 所示。

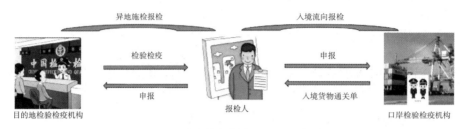

图 3-1 异地施检报检及入境流向报检流程

（二）入境货物报检时限和地点

法定检验检疫的入境货物的货主或其代理人，应在入境前或入境时向报关地的出入境检验检疫机构报检。审批、许可证等有关政府批文中规定了检验检疫地点的，在规定的地点报检；大宗散装货物，易腐烂变质货物，可用作原料的固体废物，在卸货时已发生残损、数/重量短缺的货物以及其他法律法规要求必须在口岸施检的，必须在卸货口岸检验检疫机构报检。

（三）入境货物报检时应提供的单据

入境货物报检时，应填制入境货物报检单，并提供外贸合同、发票、提（运）单、装箱单等必要的凭证及其他检验检疫机构要求提供的特殊单证。

二、入境货物报检的特殊要求

为保护人类的健康和安全，保护动植物的生命和健康，保护环境，防止欺诈行为，维护国家安全，检验检疫机构对一些涉及安全、卫生、环保的入境货物制定了一些特殊规定。这些特殊规定主要体现为，针对不同的入境货物，检验检疫机构在报检时限、地点、应提供的随附单据及检验检疫监督管理等方面存在着不同的要求。

（一）入境动物及动物产品

目前，全世界已证实的人畜共患传染病和寄生性动物病有 250 多种。在人类历史上，一些人畜共患传染病曾造成巨大的灾难，以牛海绵状脑病（疯牛病）为例，自 1996 年以来，已造成 18 万头以上的牛死亡，死亡人数约 200 人。因此，动物检疫对保护人民身体的健康具有非常重要的现实意义。

1. 入境动物及动物遗传物质

（1）报检范围

动物指饲养、野生的活动物，如畜、禽、兽、水生动物、蛇、蚕、蜂等。动物遗传物质是指哺乳动物的精液、胚胎和卵细胞。

（2）报检时限与地点

输入种畜、禽及其精液、胚胎的货主或其代理人应在入境30日前报检；输入其他动物的，则应在入境15日前报检。

输入动物及动物遗传物质，应当按照指定的口岸入境，货主或其代理人应向入境口岸检验检疫机构报检，由口岸检验检疫机构实施检疫。入境后需调离入境口岸办理转关手续的，除活动物和来自动植物疫情流行国家或地区的检疫物由入境口岸检疫外，其他均应分别向入境口岸检验检疫机构报检和指运地检验检疫机构申报。货主或其代理人向目的地检验检疫机构申报检疫时，应提供相关单证的复印件和进境口岸检验检疫机构签发的入境货物通关单（流向联）。指运地一般为转关货物运输目的地和最终报关地。

（3）报检应提供的单证

基本单证：入境货物报检单、贸易合同、发票、装箱单、海运提单（或铁路运单、航空运单、海运单）等。

特殊单证：原产地证书、输出国家或地区官方出具的检疫证书正本、进境动植物检疫许可证正本（分批入境的，还需提供许可证复印件进行核销）、隔离场使用证（输入种用/观赏用水生动物、畜、禽等活动物者应提供）、备案证明书（输入动物遗传物质者，应提供经所在地直属检验检疫局批准并出具的使用单位备案证明书）等。

（4）检疫放行和处理

经现场查验合格的，检验检疫机构允许卸离运输工具，对运输工具、外表包装、被污染场地等进行防疫消毒处理并签发入境货物通关单，将货物运往指定存放场所后进一步实施隔离检疫和实验检验。经检验检疫合格的，签发入境货物检验检疫证明，准予转移、销售、使用。经检疫不合格的，签发动物检疫证书；须做检疫处理的，签发检验检疫处理通知书，在检验检疫机构的监督下，做退回、销毁或者无害化处理。

（5）入境动物检验检疫流程

入境检验检疫流程可分5个步骤进行：检疫审批—报检—现场检验检疫—隔离检疫—签证放行。

（6）报检中应注意的问题

①检疫审批。《动植物检疫法》第十条规定："输入动物、动物产品、植物种子、种苗及其他繁殖材料的，必须事先提出申请，办理检疫审批手续。"由于输出动物及其产品的国家与地区的动物疫情比较复杂，在引进动物及动物产品的同时，不可避免地

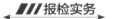
伴随着传入动物疫情的风险，所以检验检疫机构需事先进行风险分析，根据不同的情况决定是否准许进口经输出国检疫合格的产品，以保护我国人民生命和畜牧业的安全。为此，进口商应在对外签署合同或协议前，到检验检疫机构通过进境动植物检疫审批管理系统办理检疫审批手续，取得准许入境的中华人民共和国进境动植物检疫许可证（以下简称进境动植物检疫许可证，见图3-2）后再输入。此外，应当在合同或者协议中订明中国法定的检疫要求，订明必须附有输出国家或者地区政府动植物检疫机构出具的检疫证书。

中华人民共和国进境动植物检疫许可证

PERMIT TO IMPORT QUARANTINE MATERIAL INTO
THE PEOPLE'S REPUBLIC OF CHINA

许可证编号：

申请单位	名称：			法人代码：	
	地址：			邮政编码：	
	联系人：			传真：	
进境检疫物	名称：	品种：	数量：	重量：	产地： 生产、加工、存放单位：
	输出国家或地区：		进境日期：		出境日期：
	进境口岸：		出境口岸：		指运地：
	目的地：		用途：		
	进境后的生产、加工、使用、存放单位：				
	运输路线及方式：				
	进境后的隔离检疫场所：				
检疫要求				签字盖章： 签发日期：	
有效期限：					
备注：					

图3-2 进境动植物检疫许可证

②境外产地预检。输入活动物及动物遗传物质的，中华人民共和国海关总署根据输入数量、输出国家的情况和这些国家与我国签订的动物卫生检疫议定书的要求，确定是否需要进行境外产地检疫。需要进行境外检疫的，要在进口合同中加以明确。中华人民共和国海关总署派出的兽医与输出国的官方兽医共同制订检疫计划，挑选动物，进行农场检疫、隔离检疫和安排动物运输环节的防疫工作等。

③隔离检疫。输入种用/观赏用水生动物、畜、禽以及中华人民共和国海关总署批准入境的其他动物，须在临时隔离场实施隔离检疫的，申请单位应在办理检疫审批初审前向检验检疫机构申请隔离场使用证。

入境种用大中动物应当在国家隔离场隔离检疫，当国家隔离场不能满足需求，要在指定隔离场隔离检疫时，应当报中华人民共和国海关总署批准。入境种用大中动物之外的其他动物，应当在国家隔离场或者指定隔离场隔离检疫。

入境种用大中动物隔离检疫期为45天，其他动物隔离检疫期为30天。需要延长或者缩短隔离检疫期的，应当报中华人民共和国海关总署批准。水生动物输往我国之前，必须在输出国家或者地区官方机构认可的场地进行不少于14天的隔离养殖。输往我国的水生动物在隔离检疫期间，不得与其他野生或者养殖的水生动物接触。

④注册登记。输入我国的水生动物，必须来源于输出国家或者地区官方注册的养殖场。输入动物遗传物质的，输出国家或地区的国外生产单位须经检验检疫机构检疫注册登记。输入动物遗传物质的使用单位应当到所在地直属检验检疫局备案。

2. 入境肉类产品及水产品

（1）报检范围

肉类产品是指动物屠体可供人类食用的任何部分，包括胴体、脏器、副产品以及以上述产品为原料的制品（熟制肉类产品，如熟制香肠、火腿、肉类罐头，食用高温炼制油脂除外）。

水产品是指供人类食用的水生动物产品及其制品，包括水母类、软体类、甲壳类、棘皮类、头索类、鱼类、两栖类、爬行类、水生哺乳类动物等其他水生动物产品以及藻类等海洋植物产品及其制品，不包括活水生动物及水生动植物繁殖材料。

（2）报检时限与地点

货主或其代理人应在货物入境前或入境时向口岸检验检疫机构报检，约定检疫时间。入境后需调离入境口岸办理转关手续的，货主或其代理人应向口岸检验检疫机构报检，到达指运地时，应当向指运地检验检疫机构申报并实施检疫。肉类产品及水产品只能从中华人民共和国海关总署指定的口岸入境。

（3）报检应提供的单证

基本单证：入境货物报检单、贸易合同、发票、装箱单、海运提单、铁路运单、航空运单、海运单等。

特殊单证：原产地证书、输出国家或地区官方出具的检疫证书正本、进境动植物检疫许可证正本（分批入境的，还需提供许可证复印件进行核销）。经中国港澳地区中转入境的肉类产品，必须加验港澳中检公司签发的检验证书正本。没有港澳中检公司的检验证书正本，不得受理报检。入境水产品随附的输出国家或者地区官方出具的检验检疫证书，应当符合中华人民共和国海关总署对该证书的要求。证书中应注明入境水产品的养殖或野生属性。对列入《实施企业注册的进口食品目录》的水产品，报检时还应当提供注册编号等。

（4）检疫放行和处理

入境肉类产品及水产品经现场口岸查验合格后运往指定的场所存放，肉类产品应存放于指定的注册冷库或加工单位的存储冷库，水产品则存放于经检验检疫机构备案的水产品存储库。经口岸查验、感官检验和实验室检测合格的，出具入境货物检验检疫证明，允许加工、销售和使用。经检验检疫不合格的，签发检验检疫处理通知书。有下列情形之一的，做退回或者销毁处理：①无有效进口动植物检疫许可证的；②无输出国家或者地区官方机构出具的相关证书的；③未获得注册的生产企业生产的进口肉类产品的；④涉及人身安全、健康和环境保护项目不合格的。

（5）进口肉类产品的检验检疫要求

肉类产品进口前：①学习法律法规；②了解准入程序；③熟悉准入名单；④收货人备案；⑤申办许可证。

肉类产品进口时：①指定口岸进口；②进口报检；③接受查验监管；④等待实验室检测结果；⑤合格则凭证销售或使用；⑥不合格应主动配合做好产品处置。

肉类产品进口后：①做好进口和销售记录；②不合格肉类应主动实施召回；③诚信经营，服从管理。

（6）报检中应注意的问题

①检疫审批。中华人民共和国海关总署对入境肉类产品、安全卫生风险较高的两栖类、爬行类、水生哺乳类动物以及其他养殖水产品等，实行检疫审批制度。收货人应当在签订贸易合同前办理检疫审批手续，取得进境动植物检疫许可证。未取得进境动植物检疫许可证的，不得进口。

②预检。中华人民共和国海关总署根据需要可派工作人员到输出国家或者地区进行产地预检。进口尚无食品安全国家标准的肉类产品，收货人应当向检验检疫机构提交国务院卫生行政部门出具的许可证明文件。

经中国港澳地区中转入境的肉类产品，货主或其代理人须向经中华人民共和国海关总署授权的港澳中检公司申请中转预检。港澳中检公司要严格按照中华人民共和国海关总署的要求，预检后施加新的封识并出具证书，入境口岸检验检疫机构凭港澳中检公司的证书受理报检。

③注册登记及备案。中华人民共和国海关总署对向中国输出肉类产品的加工企业、水产品生产企业实施注册登记制度，对向中国境内出口肉类产品、水产品的出口商或者代理商，对进口肉类产品、水产品的收货人实施备案管理。未经中华人民共和国海关总署注册登记的国外加工企业生产的肉类产品，不得向中国输出。列入《实施企业注册的进口食品目录》的水产品，未获得国外生产加工企业注册登记的，不得入境。

④销售记录。进口肉类产品、水产品时收货人应当建立肉类产品进口和销售记录制度，记录应当真实，保存期限不得少于两年。

3. 入境动物源性饲料及饲料添加剂

（1）报检范围

动物源性饲料及饲料添加剂（以下简称动物源性饲料产品）是指源于动物或产自动物的产品经工业化加工、制作的供动物食用的产品及其原料。动物源性饲料产品主要包括饵料用活动物、饲料用（含饵料用）冰鲜冷冻动物产品及水产品、加工动物蛋白及油脂、宠物食品及咬胶、配合饲料、含有动物源性成分的添加剂预混饲料及饲料添加剂。

其中，加工动物蛋白及油脂包括肉粉（畜、禽）、肉骨粉（畜、禽）、鱼粉、鱼油、鱼膏、虾粉、鱿鱼肝粉、鱿鱼粉、乌贼膏、乌贼粉、鱼精粉、干贝精粉、血粉、血浆粉、血球粉、血细胞粉、血清粉、发酵血粉、动物下脚料粉、羽毛粉、水解羽毛粉、水解毛发蛋白粉、皮革蛋白粉、蹄粉、角粉、鸡杂粉、肠膜蛋白粉、明胶粉、乳清粉、乳粉、蛋粉、干蚕蛹及其粉、骨粉、骨灰、骨炭、骨制磷酸氢钙、虾壳粉、蛋壳粉、骨胶、动物油渣、动物脂肪、饲料级混合油、干虫及其粉等。

（2）报检时限与地点

货主或其代理人应当在饲料入境前或入境时向检验检疫机构报检。

（3）报检需提供的单证

基本单证：入境货物报检单、贸易合同、发票、装箱单、海运提单（或铁路运单、航空运单、海运单）等。

特殊单证：原产地证书、输出国家或地区官方出具的检疫证书正本，并根据对产品的不同要求提供进境动植物检疫许可证、进口饲料和饲料添加剂产品登记证（复印件）等。

（4）检疫放行和处理

经检验检疫合格并签发入境货物检验检疫证明的，予以放行。经检验检疫不合格须做检疫处理的，经检验检疫机构签发检验检疫处理通知书，做除害、退回或者销毁处理，经除害处理合格的准予进境。

（5）报检中应注意的问题

①检疫审批。动物源性饲料产品应当按照相关规定办理进境动植物检疫许可证。货主或者其代理人应当在贸易合同签订前办理检疫审批手续，取得进境动植物检疫许可证。未取得此证的，不得入境。

②注册登记及备案。中华人民共和国海关总署对允许进口饲料的国家或者地区的生产企业实施注册登记制度，入境饲料应当来自注册登记的境外生产、加工企业。注册登记证自颁发之日起生效，有效期5年。检验检疫机构对饲料进口企业实施备案管理。进口企业应当在首次报检前或者报检时提供营业执照复印件，向所在地检验检疫机构备案。

③标签。入境饲料包装上应当有中文标签，标签应当符合中国饲料标签国家标准。散装的入境饲料，进口企业应当在检验检疫机构指定的场所包装并加施饲料标签后方可入境；直接调运到检验检疫机构指定的生产、加工企业用于饲料生产的，免予加施标签。国家对进口动物源性饲料的饲用范围是有限制的，进入市场销售的动物源性饲料包装应当注明饲用范围。

④经营档案。进口企业应当建立经营档案，记录进口饲料的报检号、品名、数/重量、包装、输出国家或者地区、国外出口商、境外生产企业名称及其注册登记号、入境货物检验检疫证明、进口饲料流向等信息，记录保存期限不得少于两年。

4. 入境其他动物产品及其他检疫物

（1）报检范围

其他动物产品来源于动物未经加工或者虽经加工但仍有可能传播疫病的产品，如皮张类、毛类、蜂产品、蛋制品、奶制品、肠衣等。其他检疫物是指动物疫苗、血清、诊断液、动植物性废弃物等。

（2）报检时限与地点

货主或其代理人应在货物入境前或入境时向口岸检验检疫机构报检，约定检疫时间。

（3）报检应提供的单证

基本单证：入境货物报检单、贸易合同、发票、装箱单、海运提单（或铁路运单、航空运单、海运单）等。

特殊单证：原产地证书、输出国家或地区官方出具的检疫证书正本，并根据对产品的不同要求提供进境动植物检疫许可证等。

（4）检疫放行和处理

经检验检疫合格的，签发入境货物检验检疫证明准予放行；经检验检疫不合格须做检疫处理的，签发检验检疫处理通知书，在检验检疫机构的监督下，做退回、销毁或者无害化处理。

（5）报检中应注意的问题

如需要办理检疫审批手续，应当按照相关规定办理并获得进境动植物检疫许可证后才能报检入境。

中华人民共和国海关总署经过风险评估，取消了一部分风险较低的动物产品入境检疫审批规定。以下动物产品无须申请办理检疫审批手续：蓝湿（干）皮、已鞣制皮毛、洗净羽绒、洗净毛、碳化毛、毛条、贝壳类产品、水产品、蜂产品、蛋制品（不含鲜蛋）、奶制品（鲜奶除外）、熟制肉类产品（如香肠、火腿、肉类罐头、食用高温炼制动物油脂）。

（二）入境植物及植物产品

1. 入境种子、苗木等植物繁殖材料

（1）报检范围

植物繁殖材料是植物种子、种苗及其他繁殖材料的统称，是指栽培、野生的可供繁殖的植物全株或者部分，如植株、苗木（含试管苗）、果实、种子、砧木、接穗、插条、叶片、芽体、块根、块茎、鳞茎、球茎、花粉、细胞培养材料（含转基因植物）等。

（2）报检时限和地点

输入植物、种子、种苗及其他繁殖材料的，货主或其代理人应在入境前 7 天持有关资料向检验检疫机构报检，预约检疫时间。

（3）报检应提供的单证

基本单证：入境货物报检单、贸易合同、发票、装箱单、海运提单（或铁路运单、航空运单、海运单）等。

特殊单证：原产地证书，输出国家或地区官方出具的检疫证书正本，进境动植物检疫许可证或引进种子、苗木检疫审批单，引进林木种子、苗木和其他繁殖材料检疫审批单等。

（4）检疫放行和处理

在植物种子、种苗入境前，经检验检疫机构实施现场检疫或处理合格的，签发入境货物通关单。

（5）入境植物检验检疫流程

入境植物检验检疫流程包括 4 个步骤：检疫审批、报检、检验检疫、签证放行。

（6）报检中应注意的问题

①检疫审批。输入植物繁殖材料的，必须事先办理检疫审批手续，并在贸易合同中列明检疫审批提出的检疫要求。

因科学研究、教学等特殊原因，需从国外引进《中华人民共和国进境植物检疫禁止进境物名录》中植物繁殖材料的，引种单位、个人或其代理人须按照有关规定向中华人民共和国海关总署申请办理特许检疫审批手续。

引进《中华人民共和国进境植物检疫禁止进境物名录》（见表 3 - 1）以外的种子、种苗和其他植物繁殖材料的，货主或其代理人应按照我国引进种子的审批规定，事先向中华人民共和国农业农村部、国家林业局，各省植物保护站、林业局等有关部门申请办理引进种子、苗木检疫审批单或引进林木种子、苗木和其他繁殖材料检疫审批单。引进带有土壤或生长介质的，还须向中华人民共和国海关总署办理土壤和生长介质的特许审批。引进转基因产品须到农业农村部申领许可证。引进国外植物种苗检疫审批申请书如图 3 - 3 所示。

表 3 - 1　　　　　　　　　中华人民共和国进境植物检疫禁止进境物名录

禁止进境物	禁止进境的原因（防止传入的危险性病虫害）	禁止的国家或地区
玉米（Zea mays）种子	玉米细菌性枯萎病菌 Erwinia stewartii（E. F. Smith）Dye	亚洲：越南、泰国。 欧洲：独联体、波兰、瑞士、意大利、罗马尼亚、南斯拉夫。 美洲：加拿大、美国、墨西哥
大豆（Glycine max）种子	大豆疫病菌 Phytophthora megasperma（D.）f. sp. glycinea K. & E.	亚洲：日本。 欧洲：英国、法国、独联体、德国。 美洲：加拿大、美国。 大洋洲：澳大利亚、新西兰
马铃薯（Solanum tuberosum）块茎及其繁殖材料	马铃薯黄矮病毒 Potato yellow dwarf virus 马铃薯帚顶病毒 Potato mop-top virus 马铃薯金线虫 Globodera rostochiensis（Wollen.）Skarbilovich 马铃薯白线虫 Globodera pallida（stone）Mulvey & Stone 马铃薯癌肿病菌 Synchytrium endobioticum（Schilb.）Percival	亚洲：日本、印度、巴勒斯坦、黎巴嫩、尼泊尔、以色列、缅甸。 欧洲：丹麦、挪威、瑞典、独联体、波兰、捷克、斯洛伐克、匈牙利、保加利亚、芬兰、冰岛、德国、奥地利、瑞士、荷兰、比利时、英国、爱尔兰、法国、西班牙、葡萄牙、意大利。 非洲：突尼斯、阿尔及利亚、南非、肯尼亚、坦桑尼亚、津巴布韦。 美洲：加拿大、美国、墨西哥、巴拿马、委内瑞拉、秘鲁、阿根廷、巴西、厄瓜多尔、玻利维亚、智利。 大洋洲：澳大利亚、新西兰

续　表

禁止进境物	禁止进境的原因 （防止传入的危险性病虫害）	禁止的国家或地区
榆属（Ulmusspp.）苗、插条	榆枯萎病菌 Ceratocystis ulmi （Buisman） Moreall	亚洲：印度、伊朗、土耳其。 欧洲：各国。 美洲：加拿大、美国
松属（Pinusspp.）苗、接惠穗	松材线虫 Bursaphelenchus xylophilus （Steiner & Buhrer） Nckle 松突圆蚧 Hemiberlesia pitysophila Takagi	亚洲：朝鲜、日本、中国香港、中国澳门。 欧洲：法国。 美洲：加拿大、美国
橡胶属（Heveaspp.）芽、苗、籽	橡胶南美叶疫病菌 Microcyclus ulei （P. Henn.） Von Arx.	美洲：墨西哥、中美洲及南美洲各国
烟属（Nicotianaspp.）繁殖材料烟叶	烟霜霉病菌 Peronospora hyoscyami de Bary f. sp. tabacia （Adem.） Skalicky	亚洲：缅甸、伊朗、也门、伊拉克、叙利亚、黎巴嫩、约旦、以色列、土耳其。 欧洲：各国。 美洲：加拿大、美国、墨西哥、危地马拉、萨尔瓦多、古巴、多米尼加、巴西、智利、阿根廷、乌拉圭。 大洋洲：各国
小麦（商品）	小麦矮腥黑穗病菌 Tilleiia Controversa Kuehn 小麦鳊腥黑穗病菌 Tilletia indica Mitra	亚洲：印度、巴基斯坦、阿富汗、尼泊尔、伊朗、伊拉克、土耳其、沙特阿拉伯。 欧洲：独联体、捷克、斯洛伐克、保加利亚、匈牙利、波兰（海乌姆、卢布林、普热梅布尔、热舒夫、塔尔诺布热格、扎莫希奇）、罗马尼亚、阿尔巴尼亚、南斯拉夫、德国、奥地利、比利时、瑞士、瑞典、意大利、法国（罗讷－阿尔卑斯）。 非洲：利比亚、阿尔及利亚。 美洲：乌拉圭、阿根廷（布宜诺斯艾利斯、圣非）、巴西、墨西哥、加拿大（安大略）、美国（华盛顿、怀俄明、蒙大拿、科罗拉多、爱达荷、俄勒冈、犹他及其他有小麦印度腥黑穗病发生的地区）

续　表

禁止进境物	禁止进境的原因 （防止传入的危险性病虫害）	禁止的国家或地区
水果及茄子、辣椒、番茄果实	地中海实蝇 Ceratitis capitata（Wiedemann）	亚洲：印度、伊朗、沙特阿拉伯、叙利亚、黎巴嫩、约旦、巴勒斯坦、以色列、塞浦路斯、土耳其。 欧洲：匈牙利、德国、奥地利、比利时、法国、西班牙、葡萄牙、意大利、马耳他、南斯拉夫、阿尔巴尼亚、希腊。 非洲：埃及、利比亚、突尼斯、阿尔及利亚、摩洛哥、塞内加尔、布基纳法索、马里、几内亚、塞拉利昂、利比里亚、加纳、多哥、贝宁、尼日尔、尼日利亚、喀麦隆、苏丹、埃塞俄比亚、肯尼亚、乌干达、坦桑尼亚、卢旺达、布隆迪、扎伊尔、安哥拉、赞比亚、马拉维、莫桑比克、马达加斯加、毛里求斯、留尼汪、津巴布韦、博茨瓦纳、南非。 美洲：美国（包括夏威夷）、墨西哥、危地马拉、萨尔瓦多、洪都拉斯、尼加拉瓜、厄瓜多尔、哥斯达黎加、巴拿马、牙买加、委内瑞拉、秘鲁、巴西、玻利维亚、智利、阿根廷、乌拉圭、哥伦比亚。 大洋洲：澳大利亚、新西兰（北岛）
植物病原体（包括菌种、毒种）、害虫生物体及其他转基因生物材料	根据《中华人民共和国进出境动植物检疫法》第五条规定	所有国家或地区
土壤	同上	所有国家或地区

　　②隔离检疫。入境后需要进行隔离检疫的，货主或其代理人还要向检验检疫机构申请隔离场或临时隔离场。

　　③注册登记及备案。从事进境种苗花卉的生产、经营的企业要向所在地检验检疫机构备案。

引进国外植物种苗检疫审批申请书

引种单位（盖章）		法定代表人	
单位代码		进出口权	有（ ）无（ ）
地 址		邮政编码	
电话/传真		联系人	
代理单位（盖章）		法定代表人	
单位代码		进出口权	有（ ）无（ ）
地 址		邮政编码	
电话/传真		联系人	
植物中名		植物部位	
植物学名		引种用途	
品种名称		原产地	
引进数量		引种时间	
种植地区		入境口岸	
省植物检疫机构审批（审核）意见		农业农村部植物检疫机构审批意见	
审批（核）人： 检疫员： （植检专用章） 年 月 日		审批人： 检疫员： （植检专用章） 年 月 日	
附： 申报 材料 目录	1. 引种单位申报引进种苗的理由（包括种植计划、项目批准书等有关材料）； 2. 引进种苗原产地病虫害发生情况； 3. 再次引种的，应出具种植地植物检疫机构签署的疫情监测报告		

注：引种单位详细填写本表，要求字迹清楚，申报材料齐全。

图 3-3 引进国外植物种苗检疫审批申请书

引种单位、个人或其代理人应在植物繁殖材料进境前 10 日至 15 日，将进境动植物检疫许可证或引进种子、苗木检疫审批单，引进林木种子、苗木和其他繁殖材料检疫审批单，送入境口岸直属检验检疫局办理备案手续。

2. 入境水果、烟叶和茄科蔬菜

（1）报检范围

进口水果、烟叶、茄科蔬菜（主要有番茄、辣椒、茄子等），详见《我国允许进境水果种类及输出国家/地区名录》。

（2）报检时限和地点

货主或其代理人应在入境前持有关资料向检验检疫机构报检，预约检疫时间。

（3）报检应提供的单证

基本单证：入境货物报检单、贸易合同、发票、装箱单、海运提单（或铁路运单、航空运单、海运单）等。

特殊单证：原产地证书、输出国家或地区官方出具的检疫证书正本、进境动植物检疫许可证等。

（4）检疫放行和处理

检验检疫机构依照相关工作程序和标准实施现场检验检疫和实验室检验检疫，根据检验检疫结果，检验检疫机构分别做以下处理：

①经检验检疫合格的，签发入境货物检验检疫证明，准予放行。

②发现检疫性有害生物或其他有检疫意义的有害生物，须实施除害处理，签发检验检疫处理通知书；经除害处理合格的，准予放行。

③货证不符或经检验检疫不合格又无有效除害处理方法的，签发检验检疫处理通知书，在检验检疫机构的监督下做退运或销毁处理。需要对外索赔的，签发相关检验检疫证书。

④经中国港澳地区中转入境的水果，货主或其代理人须向经中华人民共和国海关总署授权的港澳中检公司申请中转预检。港澳中检公司要严格按照中华人民共和国海关总署的要求，预检后施加新的封识并出具确认证明文件，入境口岸检验检疫机构凭港澳中检公司出具的确认证明文件（正本）接受报检。

（5）报检中应注意的问题

签订进境水果贸易合同或协议前，办理检疫审批手续，取得进境动植物检疫许可证。转基因产品需到农业农村部申领许可证。因科研、赠送、展览等特殊用途需要进口国家禁止进境水果的，货主或其代理人要事先向中华人民共和国海关总署的检验检疫机构申请办理特许检疫审批手续。

🏠**拓展链接**

《我国允许进境水果种类及输出国家/地区名录》如表 3 - 2 所示。

表 3 - 2　　　　　　　　　我国允许进境水果种类及输出国家/地区名录

输出国家/地区	水果种类
泰国	罗望子、橘、番荔枝、橙、柚、木瓜、阳桃、番石榴、红毛丹、莲雾、波罗蜜、椰色果、菠萝、人参果、香蕉、西番莲、椰子、龙眼、榴梿、杧果、荔枝、山竹
马来西亚	龙眼、山竹、荔枝、椰子、西瓜、木瓜、红毛丹
印度尼西亚	香蕉、龙眼、山竹、蛇皮果
越南	杧果、龙眼、香蕉、荔枝、西瓜、红毛丹、波罗蜜、火龙果
缅甸	龙眼、山竹、红毛丹、荔枝、杧果、西瓜、甜瓜、毛叶枣（后四种水果限定从云南瑞丽、打洛口岸入境）
菲律宾	菠萝、香蕉、杧果、木瓜
日本	苹果、梨
巴基斯坦	杧果、柑橘
印度	杧果、葡萄
以色列	橙、柚、橘子、柠檬、葡萄柚
塔吉克斯坦	樱桃
中国台湾	菠萝、香蕉、椰子、番荔枝、木瓜、阳桃、杧果、番石榴、莲雾、槟榔、橘、柚、李子、枇杷、柿子、桃、枣、梅、柠檬、橙、火龙果、哈密瓜、梨
美国	李子（加利福尼亚州），樱桃（华盛顿州、俄勒冈州、加利福尼亚州、爱达荷州），葡萄（加利福尼亚州），苹果（Red Delicious、Golden Delicious 两个品种，华盛顿州、俄勒冈州、爱达荷州），橘、橙、柚、柠檬（加利福尼亚州、佛罗里达州、亚利桑那州、得克萨斯州），梨（加利福尼亚州、华盛顿州、俄勒冈州）
加拿大	樱桃
墨西哥	鳄梨、葡萄
巴拿马	香蕉
厄瓜多尔	香蕉
哥伦比亚	香蕉
哥斯达黎加	香蕉

续　表

输出国家/地区	水果种类
乌拉圭	橘、橙、柚、柠檬
阿根廷	橙、葡萄柚、橘及其杂交种、苹果、梨
智利	猕猴桃、苹果、葡萄、李子、樱桃、蓝莓、鳄梨
秘鲁	葡萄、杧果、柑橘（葡萄柚、橘、橙、柠檬）
法国	苹果、猕猴桃
西班牙	橘、橙、柚、柠檬
意大利	猕猴桃
塞浦路斯	柑橘
比利时	梨
希腊	猕猴桃
南非	橘、橙、柚、柠檬、葡萄
埃及	橙、柚、橘、柠檬、葡萄柚
摩洛哥	柑橘（橙、宽皮橘、克里曼丁橘、葡萄柚）
澳大利亚	橘、橙、柠檬、葡萄柚、杧果、苹果（塔斯马尼亚州）、葡萄、樱桃（塔斯马尼亚州）
新西兰	橘、橙、柠檬、苹果、樱桃、葡萄、猕猴桃、李子、梨、梅

3. 入境粮食和植物源性饲料

（1）报检范围

粮食是指禾谷类（如小麦、玉米、稻谷、大麦、黑麦、燕麦、高粱等）、豆类（如大豆、绿豆、豌豆、赤豆、蚕豆、鹰嘴豆等）、薯类（如马铃薯、木薯、甘薯等）等粮食作物的籽实（非繁殖用）及其加工产品（如大米、麦芽、面粉等）；植物源性饲料是指源于植物或产于植物的产品经工业化加工、制作供动物食用的产品及其原料，包括饲料粮谷类、饲料用草籽、饲草类、麦麸类、糠麸饼粕渣类（麦麸除外）、青贮料、加工植物蛋白及植物粉类、配合饲料等。

（2）报检时限及地点

货主或其代理人应当在入境前向入境口岸检验检疫机构报检。

（3）报检应提供的单证

基本单证：入境货物报检单、贸易合同、发票、装箱单、海运提单（或铁路运单、航空运单、海运单）等。

特殊单证：原产地证书，并根据产品的不同要求提供输出国家或地区官方出具的检疫证书正本、进境动植物检疫许可证，需要办理并取得农业农村部进口饲料和饲料添加剂产品登记证的产品，还应提供进口饲料和饲料添加剂产品登记证（复印件）等。

（4）检疫放行和处理

经检验检疫合格的，签发入境货物检验检疫证明，准予其入境销售或使用。经检验不合格且无法进行技术处理的或经技术处理后重新检验仍不合格的，经检疫发现土壤或检疫性有害生物且无有效除害处理方法的，检验检疫机构签发检验检疫处理通知书，由货主或者其代理人在检验检疫机构的监督下做退回或者销毁处理。

（5）报检中应注意的问题

①检疫审批。中华人民共和国海关总署对入境粮食和饲料实行检疫审批制度。货主或者其代理人应在签订贸易合同前办理检疫审批手续。有些产品携带有害生物风险较低，无须办理入境检疫审批。

无须进行检疫审批的植物产品有粮食加工品（大米、面粉、米粉、淀粉等）、薯类加工品（马铃薯细粉、冷冻马铃薯条、马铃薯淀粉、木薯淀粉等）、植物源性饲料添加剂、青贮料、加工植物蛋白及植物粉类、乳酸菌、酵母菌、陶瓷土粉、植物生长营养液（不含动物成分或未经加工的植物成分和有毒有害物质）等。货主或其代理人应将进境动植物检疫许可证规定的入境粮食和饲料的检疫要求在贸易合同中列明。转基因产品须到农业农村部申领许可证。

②注册登记及备案。中华人民共和国海关总署对允许入境饲料的国家或者地区的生产企业实施注册登记制度，入境饲料应当来自注册登记的境外生产企业。注册登记有效期为 5 年。检验检疫机构对饲料的进口企业实施备案管理。

③标签。入境饲料包装上应当有中文标签，标签应当符合中国饲料标签国家标准。散装的入境饲料，进口企业应当在检验检疫机构指定的场所包装并加施饲料标签后方可入境；直接调运到检验检疫机构指定的生产、加工企业用于饲料生产的，免予加施标签。

4. 其他入境植物产品

进口原木须附有输出国家或地区官方检疫部门出具的植物检疫证书，证明不带有中国关注的检疫性有害生物或双边植物检疫协定中规定的有害生物和土壤。进口原木带有树皮的应当在输出国家或地区进行有效的除害处理，并在植物检疫证书中注明除害处理方法、使用药剂、剂量、处理时间和温度；进口原木不带树皮的，应在植物检疫证书中做出声明。

进口干果、干菜、原糖、天然树脂、土产类产品、植物性油类产品等，货主或其代理人应当根据这些货物的不同种类进行不同的报检准备。需要办理检疫审批的，如干辣椒等，在货物入境前事先提出申请，办理检疫审批手续，取得许可证。在输入上述货物前，应当持合同、输出国官方出具的植物检疫证书向检验检疫机构报检，约定检疫时间。经检验检疫机构实施现场检疫、实验室检疫合格或经检疫处理合格的，签发入境货物检验检疫证明，准予入境销售或使用。

5. 入境转基因产品

（1）报检范围

转基因产品是指国家《农业转基因生物安全管理条例》规定的农业转基因生物及其他法律法规规定的转基因生物与产品，包括通过各种方式（包括贸易、来料加工、邮寄、携带、生产、代繁、科研、交换、展览、援助、赠送以及其他方式）进出境的转基因产品。中华人民共和国海关总署对入境转基因动植物及其产品、微生物及其产品和食品实行申报制度。

（2）报检时限及地点

货主或其代理人应当在入境前向入境口岸检验检疫机构报检。

（3）报检应提供的单证

基本单证： 入境货物报检单（在货物名称栏中注明是否为转基因产品）、贸易合同、发票、装箱单、海运提单（或铁路运单、航空运单、海运单）等。

特殊单证： 农业转基因生物安全证书和《农业转基因生物标识审查认可批准文件》等。

（4）检疫放行和处理

国家对农业转基因生物实行标识制度。输入《实施标识管理的农业转基因生物目录》内产品，检验检疫机构核查标识，符合《农业转基因生物标识审查认可批准文件》的，准予进境；不按规定标识的，重新标识后方可进境；未标识的，不得进境。

对列入《实施标识管理的农业转基因生物目录》（国务院农业行政主管部门制定并公布）的入境转基因产品，如申报是转基因的，检验检疫机构实施转基因项目的符合性检测；如申报是非转基因的，检验检疫机构进行转基因项目抽查。对《实施标识管理的农业转基因生物目录》以外的入境动植物及其产品、微生物及其产品和食品，检验检疫机构可根据情况实施转基因项目抽查检测。

检验检疫机构按照国家认可的检测方法和标准进行转基因项目检测。经转基因检测合格的，准予入境。如有下列情况之一的，检验检疫机构通知货主或其代理人做退货或者销毁处理：

①申报为转基因产品，但经检测其转基因成分与批准文件不符的。

②申报为非转基因产品，但经检测其含有转基因成分的。

入境供展览用的转基因产品，须获得法律法规规定的主管部门签发的有关批准文件后方可入境，展览期间应当接受检验检疫机构的监管。展览结束后，所有转基因产品必须做退回或者销毁处理。如因特殊原因，需改变用途的，须按有关规定补办入境检验检疫手续。

（5）报检中过境的转基因产品应注意的问题

货主或其代理人应当事先向中华人民共和国海关总署提出过境许可申请，并提交以下资料：转基因产品过境转移许可证申请表；输出国家或者地区有关部门出具的国（境）外已进行相应的研究证明文件或者已允许作为相应用途并投放市场的证明文件；转基因产品的用途说明和拟采取的安全防范措施；其他相关资料。

中华人民共和国海关总署自收到申请之日起20日内做出答复，对符合要求的，签发转基因产品过境转移许可证并通知入境口岸检验检疫机构；对不符合要求的，签发不予过境转移许可证，并说明理由。

过境转基因产品进境时，货主或其代理人须持规定的单证和转基因产品过境转移许可证向入境口岸检验检疫机构申报，经检验检疫机构审查合格的，准予过境，并由出境口岸检验检疫机构监督其出境。对改换原包装及变更过境线路的过境转基因产品，应当按照规定重新办理过境手续。

（三）入境食品

1. 报检范围

入境食品包括食品、食品添加剂和食品相关产品。

食品，指各种供人食用或者饮用的成品和原料以及按照传统既是食品又是药品的物品，但是不包括以治疗为目的的物品。

食品添加剂，指为改善食品品质和色、香、味以及为防腐、保鲜和加工工艺的需要而加入食品中的人工合成或者天然物质。

食品相关产品，指用于食品的包装材料、容器、洗涤剂、消毒剂和用于食品生产经营的工具、设备。

2. 报检时限及地点

进口商或其代理人应当在入境前或入境时向海关报关地的出入境检验检疫机构报检。

3. 报检应提供的单证

基本单证：入境货物报检单、贸易合同、发票、装箱单、海运提单（或铁路运单、航空运单、海运单）等。

特殊单证：根据不同种类的产品分别提供动植物检疫许可证、输出国家或者地区出具的检验检疫证书及原产地证书等相关批准文件。

4. 检疫放行和处理

进口食品应当经出入境检验检疫机构检验合格后，海关凭出入境检验检疫机构签发的通关证明放行。进口尚无食品安全国家标准的食品，或者首次输入食品添加剂新品种、食品相关产品新品种，进口商应当向检验检疫机构提交经国务院卫生行政部门批准颁发的许可文件。检验检疫机构按照国务院卫生行政部门的要求进行检验。

经检验检疫合格的，签发卫生证书准予入境销售、使用。经检验检疫不合格的，签发检验检疫处理通知书。涉及安全卫生、健康、环境保护项目不合格的，由检验检疫机构责令当事人销毁或退货；涉及其他项目不合格的，必须在检验检疫机构监督下进行技术处理，经重新检验合格后方可销售或使用；不能进行技术处理或者经技术处理后重新检验仍不合格的，责令其销毁或退货。

5. 报检中应注意的问题

（1）预包装食品

预包装食品是指经预先定量包装，或装入（灌入）容器，向消费者直接提供的食品。

入境的预包装食品及食品添加剂应当有中文标签、中文说明书。标签、说明书应当符合《中华人民共和国食品安全法》以及我国其他有关法律、行政法规的规定和食品安全国家标准的要求，载明食品的原产地以及境内代理商的名称、地址、联系方式。预包装食品及食品添加剂没有中文标签、中文说明书的，或者标签、说明书不符合规定的，不得进口。

（2）注册登记及备案

向我国境内输出食品的出口商或者代理商应当向国家出入境检验检疫部门备案。向我国境内输出食品的境外食品生产企业，应当经国家出入境检验检疫部门注册，注册有效期为4年。

（3）销售记录

进口商应当建立食品进口和销售记录制度，如实记录食品的名称、规格、数量、生产日期、生产或者进口批号、保质期、出口商和购货者名称及联系方式、交货日期等内容。食品入境和销售记录应当真实，保存期限不得少于两年。

（4）进口食品换证

进口食品换证是指进口食品的批发商、零售商，在批发、零售进口食品时应持有当地检验检疫机构签发的进口食品卫生证书。进口食品在口岸检验合格取得卫生证书后再转运内地销售时，进口食品经营企业应持口岸检验检疫机构签发的进口食品卫生证书正本或副本，到当地检验检疫机构换取卫生证书。申请换证时也应填写入境货物报检单，并在报检单上"合同订立的特殊条款以及其他要求"一栏注明需换领证书的份数。

（5）进口食品包装容器、包装材料

进口食品包装容器、包装材料（以下简称食品包装）是指已经与食品接触或预期会与食品接触的进口食品内包装、销售包装、运输包装及包装材料。中华人民共和国海关总署对食品包装进口商实施备案管理，对进口食品包装产品实施检验。

作为商品直接进口的与食品接触材料和制品及已盛装进口食品的食品包装，应向到货地口岸检验检疫机构报检。报检时应填写入境货物报检单，同时随单提供提单、合同、发票、装箱单等，还应提交出入境食品包装备案书（复印件）。经检验合格出具入境货物检验检疫证明。

盛装进口食品的食品包装，在进口食品报检时列明包装情况。检验检疫机构在对进口食品检验的同时对食品包装进行抽查检验。对未能提供出入境食品包装备案书的，在检验检疫机构予以受理报检时，进口商可按备案管理规定及时办理相关手续。进口食品包装备案不是行政许可，对未经备案企业进口或生产的食品包装应实施批批检验检测。

对已列入《法检目录》的进口食品包装，如用于盛装出口食品，可凭入境货物检验检疫证明换发出入境货物包装性能检验结果单，必要时应对安全、卫生项目进行检测。对未列入《法检目录》的进口食品包装，按照非法定检验检疫商品监督抽查管理规定实施抽查检验，如用于盛装出口食品，应按照出口食品包装有关规定办理出入境货物包装性能检验结果单。

（四）入境化妆品

1. 报检范围
化妆品是指以涂、擦散布于人体表面任何部位（皮肤、毛发、指甲、口唇等）或口腔黏膜，以达到清洁、护肤、美容和修饰目的的产品。

2. 报检时限及地点
报检人应在入境前或入境时向海关报关地检验检疫机构报检。

3. 报检应提供的单证
基本单证：入境货物报检单、贸易合同、发票、装箱单、海运提单（或铁路运单、航空运单、海运单）等。

特殊单证：入境化妆品标签检验相关资料（化妆品中文标签样张、外文原标签及翻译件、化妆品成分配比等）、卫计委进口化妆品卫生许可批件（备案证书）等相关单据。

4. 检疫放行和处理

入境化妆品由入境口岸检验检疫机构实施检验。经检验检疫合格的，签发入境货物检验检疫证明，货主或其代理人凭入境货物检验检疫证明申领 CIQ（China Entry-Exit Inspection and Quarantine，中国出入境检验检疫）标识，并在检验人员的监督下加贴，方可销售、使用。

经检验检疫不合格的，签发检验检疫处理通知书。安全卫生指标不合格的，由检验检疫机构责令当事人销毁或退货；其他项目不合格的，必须在检验检疫机构监督下进行技术处理，经重新检验合格后方可销售或使用；不能进行技术处理或者经技术处理后重新检验仍不合格的，责令其销毁或退货。

5. 进境化妆品的检验检疫流程

进境化妆品的检验检疫流程如图 3-4 所示。

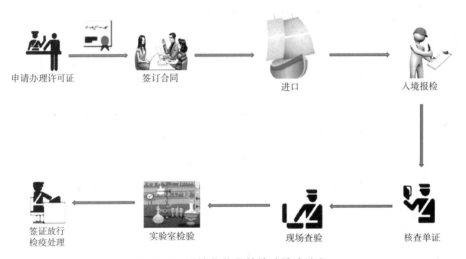

申请办理许可证　　签订合同　　进口　　入境报检

签证放行检疫处理　　实验室检验　　现场查验　　核查单证

图 3-4　进境化妆品的检验检疫流程

6. 报检中应注意的问题

（1）注册登记及备案

检验检疫机构对向我国输出化妆品的国外生产企业实施卫生注册登记管理；对所辖地区的入境化妆品经营单位备案建档，加强监督管理。入境化妆品的收货人或者代理人应当按照中华人民共和国海关总署相关规定报检，同时提供收货人备案号。

（2）标签审核

化妆品标签审核，是指检验检疫机构对出入境化妆品标签中标示的反映化妆品卫生质量状况、功效成分等内容的真实性、准确性进行符合性检验，并根据有关规定对标签格式、版面、文字说明、图形、符号等进行审核。内容包括标注的化妆品卫生质量状况、功效成分等内容是否真实、准确；格式、版面、文字说明、图形、符号等是否符合有关规定；入境化妆品是否使用正确的中文标签；标签是否符合输入国使用要求。

检验检疫机构在对入境化妆品实施检验检疫时，要对入境化妆品标签内容是否符合中国法律法规和强制性标准的规定要求以及与质量有关内容的真实性、准确性进行检验。对化妆品的标签审核，与入境化妆品检验检疫结合进行。经检验合格的，在按规定出具的检验证明文件中加注"标签经审核合格"字样。

（3）管理规定

中华人民共和国海关总署对出入境化妆品实施分级监督检验管理制度，制定、调整并公布《进出口化妆品分级管理类目表》。检验检疫机构对入境化妆品实施后续监督管理。发现未经检验检疫机构检验的、未加贴、盗用检验检疫标识及无中文标签的入境化妆品，可依法采取封存、补检等措施。

（五）入境玩具

1. 报检范围

入境玩具报检范围包括列入《法检目录》及法律、行政法规规定必须经检验检疫机构检验的入境玩具。检验检疫机构对《法检目录》外的入境玩具，按照中华人民共和国海关总署的规定实施抽查检验。

2. 报检时限及地点

入境玩具的收货人或者代理人应在入境前或入境时向报关地检验检疫机构报检。

3. 报检应提供的单证

基本单证：入境货物报检单、贸易合同、发票、装箱单、海运提单（或铁路运单、航空运单、海运单）等。

特殊单证：对列入《中华人民共和国实施强制性产品认证目录》（以下简称《强制性产品认证目录》）的入境玩具，还应当提供强制性产品认证证书复印件等。

4. 检疫放行和处理

入境玩具经检验合格的，检验检疫机构出具入境货物检验检疫证明。经检验不合格的，由检验检疫机构出具检验检疫处理通知书。涉及人身财产安全、健康、环境保护项目不合格的，由检验检疫机构责令当事人退货或者销毁；其他项目不合格的，可以在检验检疫机构的监督下进行技术处理，经重新检验合格后方可销售或者使用。

5. 报检中应注意的问题

（1）监督管理

中华人民共和国海关总署对存在缺陷，可能导致儿童受到伤害的入境玩具的召回实施监督管理。进入我国国内市场的入境玩具存在缺陷的，进口玩具的经营者、品牌商应当主动召回；不主动召回的，由中华人民共和国海关总署责令召回。

（2）强制性产品认证

在国内市场销售的入境玩具，其安全、使用标识应当符合我国玩具安全的有关强制性要求。检验检疫机构对列入《强制性产品认证目录》的入境玩具，按照《进口许可制度民用商品入境验证管理办法》的规定实施验证管理。对未列入《强制性产品认证目录》的入境玩具，报检人已提供进出口玩具检测实验室（以下简称玩具实验室）出具的合格检测报告的，检验检疫机构对报检人提供的有关单证与货物是否相符进行审核。对未能提供检测报告或者经审核发现有关单证与货物不相符的，应当对该批货物实施现场检验并抽样送玩具实验室检测。

（六）入境机动车辆

1. 报检范围

所谓机动车辆，是指由动力装置驱动或牵引，在道路上行驶的，供乘用或运送物品或进行专项作业的轮式车辆，包括汽车及汽车列车、摩托车及轻便摩托车、拖拉机运输机组、轮式专用机械车和挂车等，但不包括任何在轨道上运行的车辆。

需要报检的入境机动车辆，是指列入《法检目录》的入境机动车辆，以及虽未列入《法检目录》但国家有关法律法规明确由检验检疫机构负责检验的入境机动车辆。

2. 报检时限及地点

入境机动车辆运抵入境口岸后，收货人或其代理人应持有关证单向口岸检验检疫机构办理报检手续。

3. 报检应提供的单证

基本单证：入境货物报检单、贸易合同、发票、装箱单（列明车架号）、海运提单（或铁路运单、航空运单、海运单）等。

特殊单证：中国国家强制性产品认证证书复印件、海关进口货物报关单以及外经贸主管部门出具的进口许可证或配额证明等单证及有关技术资料等。口岸检验检疫机构审核后签发入境货物通关单。

4. 检疫放行和处理

入境口岸检验检疫机构负责入境机动车辆的检验工作，用户所在地检验检疫机构负责入境机动车辆质保期内的检验管理工作。转关到内地的入境机动车辆，视通关所在地为口岸，由通关所在地检验检疫机构负责检验。

经检验合格的入境机动车辆，由口岸检验检疫机构签发入境货物检验检疫证明，并一车一单签发进口机动车辆随车检验单；对入境机动车辆实施品质检验的，入境货物检验检疫证明须加附品质检验报告。经检验不合格的，检验检疫机构出具检验检疫证书，供有关部门对外索赔。

入境机动车辆必须获得国家强制性产品认证证书，贴有认证标识，并需经检验检疫机构验证及检验合格。

5. 报检中应注意的问题

（1）大批量入境的机动车辆

大批量入境的机动车辆，应在对外贸易合同中约定在输出国家进行装运前预检验、监造或监装，检验检疫机构可根据需要派出检验人员参加或者组织实施在输出国家的检验。

（2）入境机动车辆办理正式牌证

入境机动车辆必须先报检，经检验合格发给证明后，才能向当地公安部门的交通车辆管理机构申报领取行车牌照。用户在国内购买入境机动车辆时，必须取得检验检疫机构签发的进口机动车辆随车检验单（见图3-5）和购车发票，在办理正式牌证前，到所在地检验检疫机构登检、换发进口机动车辆检验证明，作为到车辆管理机关办理正式牌证的依据。

（3）强制性认证

各有关单位在办理入境机动车辆的有关事宜时，按"进口机动车辆制造厂名称和车辆品牌中英文对照表"规定的入境汽车、摩托车制造厂名称和车辆品牌中文译名进行签注和计算机管理。对未列入"进口机动车辆制造厂名称和车辆品牌中英文对照表"的入境机动车制造厂商及车辆品牌，在申请汽车产品强制性认证时，进口关系人应向国家指定的汽车产品认证机构提供入境机动车制造厂商和（或）车辆品牌的中文译名。经指定认证机构审核后，报中华人民共和国海关总署备案并通报各有关单位。

（4）监督管理

检验检疫机构对入境机动车实施车辆识别代号（简称VIN）入境验证管理。入境机动车的车辆识别代号（VIN）必须符合国家强制性标准《道路车辆识别代号（VIN）》（GB 16735—2004）的要求。对VIN不符合上述标准的入境机动车辆，检验检疫机构将禁止其入境，公安机关不予办理注册登记手续（国家特殊需要并经批准的，以及常驻我国的境外人员、我国驻外使领馆人员自带的除外）。为便利入境机动车产品报检通关，在入境前，强制性产品认证证书（CCC证书）的持有人或其授权人可向签发CCC证书的认证机构提交拟入境的全部机动车VIN和相关结构参数资料进行备案，认证机构在对上述资料进行核对、整理后上报中华人民共和国海关总署及中国国家认证认可监督管理委员会（以下简称认监委），以便口岸检验检疫机构对入境机动车产品的VIN进行入境验证。

如果检验检疫机构在入境机动车辆检验中发现安全质量问题，中华人民共和国海关总署将根据规定发出公告，要求制造商召回有缺陷的产品，并尽快采取措施，消除安全隐患。

中华人民共和国出入境检验检疫
进口机动车辆随车检验单

报检单位：　　　　　　　　电话：　　　　　　　　编号：＿＿＿＿＿＿＿

收货人	（中文）	
	（外文）	
发货人	（中文）	
	（外文）	

入境日期		合同号	
发货港（中文）		发票号	
卸货港		发票所列数量	
运输工具		提/运单号	
品名及型号（中文、外文）		提/运单日期	
		质量保证期	
发动机号		标记及号码	
地盘（车架）号			
车辆识别代号（VIN）			

检验情况

1. 一般项目检验

2. 安全性能检验

签字：　　　　　　　　日期：　　　　年　月　日

注：1. 用户办理正式行车牌证前持第一联到当地检验检疫机关办理换证手续；

　　2. 销售单位凭第二联到当地工商行政管理部门办理进口汽车国内销售备案手续；

　　3. 在质量保证期内，车辆不得改装。如遇质量问题，到当地检验检疫机关申请检验，检验检疫机关凭本单出具证书；

　　4. 本单请妥善保管，切勿遗失，涂改及复印件无效。

图 3－5　进口机动车辆随车检验单

（七）入境机电产品

1. 强制性产品认证

国家对涉及人类健康、动植物生命和健康，以及环境保护和公共安全的产品，实行强制性认证制度。凡列入《强制性产品认证目录》的商品，必须经过指定认证机构认证合格、取得指定认证机构颁发的认证证书，并加施认证标识后，方可出厂、销售、进口或者在其他经营活动中使用。

实施强制性产品认证货物的收货人或其代理人在报检时除填写入境货物报检单并随附有关外贸证单外，还应提供认证证书复印件并在产品上加施认证标识。

出入境检验检疫机构应当对列入《强制性产品认证目录》的货物实施入境验证管理，查验认证证书、认证标识等证明文件，核对货证是否相符。验证不合格的，依照相关法律法规予以处理，对列入《强制性产品认证目录》的入境货物，实施后续监管。

2. 民用商品入境验证

民用商品入境验证是指对国家实行强制性产品认证的民用商品，在通关入境时由检验检疫机构核查其是否取得必需的证明文件的认证制度。在《法检目录》检验检疫类别中，标有"L"标记的入境货物的收货人或其代理人，在办理入境报检时，应当提供有关入境许可的证明文件。口岸检验检疫机构对其认证文件进行验证，必要时对其货证的相符性以及认证标记进行查验。

3. 旧机电产品

（1）报检范围

机电产品（含旧机电产品）是指机械设备、电气设备、交通运输工具、电子产品、电器产品、仪器仪表、金属制品等及其零部件、元器件。所谓"旧机电产品"是指具有下列情形之一的机电产品：

①已经使用（不含使用前测试、调试的设备）且仍具备基本功能和一定使用价值的。

②未经使用，但超过质量保证期（非保修期）的。

③未经使用，但存放时间过长，部件产生明显有形损耗的。

④新旧部件混装的。

⑤经过翻新的，如旧压力容器类、旧工程机械类、旧电器类、旧车船类、旧印刷机械类、旧农业机械类等。

（2）报检时限及地点

入境旧机电产品运抵入境口岸后，收货人或其代理人应持有关单证向口岸检验检疫机构办理报检手续。收货人或其代理人应当在货到使用地6个工作日内，持有关资料向货物使用地检验检疫机构申报检验。

（3）报检应提供的单证

基本单证：入境货物报检单、贸易合同、发票、装箱单、海运提单（或铁路运单、航空运单、海运单）等。

特殊单证：需实施装运前检验的，还应当提交检验检疫部门或者检验机构出具的装运前检验证书及随附的检验报告。

（4）检疫放行和处理

口岸检验检疫机构受理报检后，核查证单，必要时按照规定实施现场查验，符合要求的，签发入境货物通关单，并在入境货物通关单上注明为进口旧机电产品。

（5）报检中应注意的问题

①进口旧机电产品应当实施口岸查验、目的地检验以及监督管理。价值较高，涉及人身财产安全、健康、环境保护项目的高风险进口旧机电产品，还需实施装运前检验。需实施装运前检验的进口旧机电产品清单，由中华人民共和国海关总署制定并在中华人民共和国海关总署网站上公布。进口旧机电产品的装运前检验结果与口岸查验、目的地检验结果不一致的，以口岸查验、目的地检验结果为准。

②需实施装运前检验的进口旧机电产品，其收、发货人或者其代理人应当按照中华人民共和国海关总署的规定，申请检验检疫部门或者委托检验机构实施装运前检验。收、发货人或者其代理人申请检验检疫部门实施装运前检验的，检验检疫部门可以根据需要，组织实施或者派出检验人员参加进口旧机电产品装运前检验。

③检验检疫部门或者检验机构应当在完成装运前检验工作后，签发装运前检验证书，并随附装运前检验报告。检验证书应当有明确的有效期限，有效期限由签发机构根据进口旧机电产品情况确定，一般为半年或一年。

④口岸检验检疫部门对进口旧机电产品实施口岸查验。实施口岸查验时，应当对报检资料进行逐批核查。必要时，对进口旧机电产品与报检资料是否相符进行现场核查。

⑤目的地检验检疫部门对进口旧机电产品实施目的地检验。检验检疫部门对进口旧机电产品的目的地检验内容包括一致性核查，安全、卫生、环境保护等项目检验。

⑥进口旧机电产品的商家应当建立产品进口、销售和使用记录制度，如实记录进口旧机电产品的品名、规格、数量、出口商和购货者名称及联系方式、交货日期等内容。记录应当真实，保存期限不得少于两年。

⑦中华人民共和国海关总署取消对进口旧机电产品实施备案管理。保留对国家允许进口的旧机电产品实施检验监管的相关措施，包括装运前检验、口岸查验、到货检验以及监督管理。整理并公布《实施检验监管的进口旧机电产品目录》，如表3－3所

示；《进口旧机电产品检验监管措施清单》（2014 年版）（以下简称《检验监管措施清单》）管理措施表，如表 3 - 4 所示。

⑧列入《检验监管措施清单》管理措施表 1 的进口旧机电产品为禁止入境货物。

⑨列入《检验监管措施清单》管理措施表 2 的旧机电产品进口时，收、用货单位凭出入境检验检疫机构或检验机构（此前承担进口旧机电产品装运前检验业务的检验机构名单）出具的装运前检验证书及相关必备材料，向入境口岸检验检疫机构申报；未按照规定进行装运前检验的，按照法律法规规定处置。

⑩进口未列入《检验监管措施清单》的旧机电产品，无须实施装运前检验。收、用货单位凭"旧机电产品进口声明"及相关必备材料向口岸机构申报。

表 3 - 3　　　　　　　　实施检验监管的进口旧机电产品目录

产品类别	涉及的 H. S. 编码
金属制品	7309、7310、7311、7321、7322、7611、7612（除 76121、7612901 外）、7613、7615109010
机械及设备	84 章（除 8401、84061、8407101、8407102、8407210、8407290、84091、8409911、8412101090、8412800010、8412800020、8412901020、8412901090、8428909020、8479891、8479901、8483101、84871 外）
电器及电子产品	85 章（除 8526101、8526109001、8526109011、8526109091、8526919010、8548100000 外）
运输工具	86 章； 87 章（除 8710 外）
仪器仪表	9006 - 9008、9010 - 9013、9015（除 9015800010、9015800020、9015900010 外）、9018 - 9031、9032（除 9032899002、9032900001 外）、9033
医用家具、办公室用金属家具、各种灯具及照明装置	9402、9405
其他（含电子乐器、儿童带轮玩具、带动力装置的玩具及模型、健身器械等）	7011； 9207； 95043、95045、9504901、95049021、95049029、9506911、9506919、950699、9508

表 3 - 4 **《进口旧机电产品检验监管措施清单》（2014 年版）管理措施表 1**

国家规定禁止进口的旧机电产品（4 类）

序号	产品目录或范围	管理措施
1	《旧机电产品禁止进口目录》（详见外经贸部、海关总署、质检总局公告 2001 年第 37 号）	擅自进口的，检验检疫机构应按照《商检法实施条例》规定通知海关做退运处理，情节严重的应予处罚
2	旧玻壳、旧显像管、再生显像管、旧监视器等。（详见质检总局、发改委、信息部、海关总署、工商总局、认监委公告 2005 年第 134 号附表）	同上
3	带有以氯氟烃物质为制冷剂的工业、商业用压缩机的旧机电产品。（详见商务部、海关总署、国家质检总局、国家环保总局公告 2005 年第 117 号附件）	同上
4	带有以氯氟烃物质为制冷剂、发泡剂的旧家用电器产品和以氯氟烃为制冷工质的家用电器产品用压缩机的旧机电产品。（详见环保总局、发改委、商务部、海关总署、质检总局 环函〔2007〕200 号附件）	同上

《进口旧机电产品检验监管措施清单》（2014 年版）管理措施表 2

（一）涉及人身健康安全、卫生、环境保护的旧机电设备/产品（15 类）

序号	设备/产品名称	设备/产品涉及的范围及描述	管理措施
1	化工（含石油化工）生产设备	包括但不限于原油加工设备，乙烯、丙烯装置，合成氨装置，化肥装置，化工原料生产装置，染料生产装置，橡胶、塑料生产设备，化工生产用空气泵或真空泵、压缩机、风机、提净塔、精馏塔、蒸馏塔、热交换装置、液化器、发酵罐、反应器，与以上设备（装置、机械）配套的控制系统、输送系统、检测设备	须经检验检疫机构或检验机构实施装运前检验（进口特殊情况除外），确认旧机电设备安全、卫生、环保要求能够符合我国法律法规和技术规范；未实施装运前检验擅自进口的，检验检疫机构应按照《商检法实施条例》规定通知海关做退运处理，情节严重的应予处罚
2	能源、动力设备	包括但不限于汽轮、水轮、风力、燃气、燃油发电机组，空气及其他气体压缩机械，制冷机组及热泵，与以上设备（机械）配套的控制系统、变压系统、传导系统、检测设备	同上

续 表

序号	设备/产品名称	设备/产品涉及的范围及描述	管理措施
3	电子工业专用设备	包括但不限于制造半导体单晶柱或圆晶的设备，制造半导体器件或集成电路用的设备，制造平板显示器用的设备，在印刷电路板上封装元器件的设备，与以上设备配套的控制系统、输送系统、检测设备	同上
4	冶金工业设备	包括但不限于冶炼设备，压延加工设备，焦化设备，碳素制品设备，耐火材料设备，与以上设备配套的控制系统、输送系统、检测设备	同上
5	通信设备	包括但不限于光通信设备，移动通信设备，卫星地面站设备，与以上设备配套的控制系统、检测设备	同上
6	建材生产设备	包括但不限于水泥生产、制品设备，玻璃生产及加工设备，人造纤维板生产设备，与以上设备配套的控制系统、检测设备	同上
7	工程施工机械	包括但不限于起重机，叉车、升降机，推土机，筑路机及平地机，铲运机，捣固机械及压路机，机械铲、挖掘机及机铲装载机，打桩机及拔桩机，凿岩机及隧道掘进机，工程钻机	同上
8	金属切削机床	包括但不限于加工中心，单工位组合机床及多工位组合机床，车床（包括车削中心），钻床、镗床、铣床、攻丝机、磨床、刨床、插床、拉床、切齿机、锯床、切断机	同上
9	金属非切削机床	包括但不限于激光、超声波、放电等处理金属材料的加工机床，锻造或冲压机床，弯曲、折叠、矫直、矫平、剪切、冲孔、开槽机床，液压、机械压力机	同上
10	纺织生产机械	包括但不限于化纤挤压、拉伸、变形或切割设备，纺织纤维预处理设备，纺纱机械，织机，后整理设备	同上
11	食品加工机械	包括但不限于奶制品生产设备，饮料生产、灌装设备，糕点生产设备，果蔬加工设备，制糖及糖果生产设备，制酒设备，肉类加工设备	同上

续 表

序号	设备/产品名称	设备/产品涉及的范围及描述	管理措施
12	农牧林业加工机械	包括但不限于拖拉机、联合收割机、棉花采摘机、机动植保机械、机动脱粒机、饲料粉碎机、插秧机、铡草机,木材加工设备	同上
13	印刷机械	包括但不限于制版设备、印刷设备、装订设备	同上
14	纸浆、造纸及纸制品机械	包括但不限于纸浆设备,造纸设备,纸或纸板整理设备,切纸机,纸、纸板及纸塑包装设备	同上
15	电气产品	包括但不限于电阻加热炉及烘箱,电阻焊接机器及装置、电弧焊接机器及装置,通过感应或介质损耗对材料进行热处理的设备,粒子加速器,电镀、电解或电泳设备及装置,激光器	同上

(二) 国家特殊需要的旧机电产品 (2 类)

序号	涉及产品范围及描述	管理措施
16	国家特别许可准予进口的、列入《进口旧机电产品检验监管措施清单》(2014 年版) 中管理措施表 1 的旧机电产品	须经检验检疫机构或检验机构实施装运前检验(进口特殊情况除外),确认旧机电产品安全、卫生、环保要求能够符合我国法律法规和技术规范;未实施装运前检验擅自进口的,检验检疫机构应按照《商检法实施条例》规定通知海关做退运处理,情节严重的应予处罚
17	省级以上政府管理部门明确批准进口的国家限制投资、限制进口的产业、产品或技术目录内的产业、产品或技术涉及的旧机电产品	同上

(八) 入境成套设备

成套设备是指完整的生产线、成套装置设施,包括工程项目和技术改造项目中的成套装置设施和与国产设备配套组成的成套设备中的进口关键设备。成套设备是一项特殊的法定检验检疫商品,很难与商品编码一一对应,但因成套设备结构复杂,技术含量高,直接影响其生产的产品质量、操作人员人身安全和环境状况,检验检疫相关法律法规将其列入法定检验检疫商品，进行严格管理。

（1）需结合安装调试进行检验的成套设备、机电仪器产品以及在口岸开件后难以恢复包装的商品，于收货人所在地检验检疫机构报检并检验。

（2）对大型成套设备，应当按照对外贸易合同约定监造、装运前检验或者监装。收货人保留到货后最终检验和索赔的权利。出入境检验检疫机构可以根据需要派出检验人员参加或者组织实施监造、装运前检验或监装。

（3）出入境检验检疫机构对检验不合格的进口成套设备及其材料，签发不准安装使用通知书。经技术处理及出入境检验检疫机构重新检验合格的，方可安装使用。

（4）成套设备中涉及旧机电产品的，应按旧机电产品的相关规定办理，并提供相应的证明文件。

（九）入境石材、涂料

1. 入境石材

（1）报检范围

入境石材（《商品名称及编码协调制度》中编码为 2515、2516、6801、6802 项下的商品）。

（2）报检时限及地点

报检人应在货物入境前到入境口岸检验检疫机构报检。

（3）报检应提供的单证

基本单证：入境货物报检单、贸易合同、发票、装箱单、海运提单（或铁路运单、航空运单、海运单）等。

特殊单证：符合《建筑材料放射性核素限量》（GB 6566—2010）分类要求的石材说明书，注明石材原产地、用途、放射性水平类别和适用范围等，报检人未提供说明书或者说明书中未注明的，均视为使用范围不受限制，检验时依据 GB 6566—2010 规定的最严格限量要求进行验收。

2. 入境涂料

（1）报检范围

《商品名称及编码协调制度》中编码为 2208、3209 项下的商品。

（2）报检时限及地点

货主或其代理人应当在涂料入境前到入境口岸检验检疫机构办理报检手续。

（3）报检应提供的单证

基本单证：入境货物报检单、贸易合同、发票、装箱单、海运提单（或铁路运单、航空运单、海运单）等。

特殊单证：已经备案的涂料应同时提交《进口涂料备案书》或其复印件等。

（4）检疫放行和处理

经检验合格的入境涂料，检验检疫机构签发入境货物检验检疫证明。检验不合格的入境涂料，检验检疫机构出具检验检疫证书，并报中华人民共和国海关总署。对专项检测不合格的入境涂料，收货人须将其退运出境或者按照有关规定妥善处理。

（5）报检中应注意的问题

①备案与专项检测。

中华人民共和国海关总署对入境涂料的检验采取登记备案、专项检测制度。入境涂料的生产商、进口商和进口代理商根据需要，可以向备案机构申请入境涂料备案。备案申请应在涂料入境之前至少两个月向备案机构申请。

中华人民共和国海关总署指定的入境涂料备案机构和专项检测实验室，分别负责入境涂料的备案和专项检测。备案机构和专项检测实验室须具备检测能力和相应的资格。

②检验方式。

首先核查《进口涂料备案书》的符合性。核查内容包括品名、品牌、型号、生产厂商、产地、标签、有效期等，然后进行专项检测项目的抽查。同一品牌涂料的年度抽查比例不低于入境批次的10%，每个批次抽查不少于入境规格型号种类的10%，所抽取样品送专项检测实验室进行专项检测。

对未经备案的入境涂料，检验检疫机构接受报检后，按照有关规定抽取样品，并由报检人将样品送专项检测实验室检测，检验检疫机构根据专项检测报告进行符合性核查。

（十）入境可用作原料的废物

1. 报检范围

入境可用作原料的废物是指以任何贸易方式和无偿提供、捐赠等方式进入中华人民共和国境内的一切可用作原料的废物（含废料）。根据可用作原料的废物的物理特性及产生方式可将其分为：

①固体废物，是指在生产、生活和其他活动中产生的丧失原有利用价值或者虽未丧失利用价值但被抛弃或者放弃的固态、半固态和置于容器中的气态的物品、物质以及法律、行政法规规定纳入固体废物管理的物品、物质。

②工业固体废物，是指在工业生产活动中产生的固体废物。

③生活垃圾，是指在日常生活中或者为日常生活提供服务的活动中产生的固体废物以及法律、行政法规规定视为生活垃圾的固体废物。

④危险废物，是指列入国家危险废物名录或者根据国家规定的危险废物鉴别标准和鉴别方法认定的具有危险特性的固体废物。

为切实加强对入境废物的管理，国家将入境废物分为两类进行管理：一类是禁止进口的不能用作原料或者不能以无害化方式利用的固体废物；另一类是可作为原料但必须严格限制进口的废物。对国家禁止进口的废物，任何单位和个人都不准从事此类废物的进口贸易以及其他经营活动。对可以用作原料的固体废物，实行限制进口和自动许可进口分类管理。国家相关主管部门联合制定、调整并公布禁止进口、限制进口和自动许可进口的固体废物目录。禁止进口列入《禁止进口固体废物目录》的废物。进口列入《限制进口类可用作原料的固体废物目录》的固体废物，应当经相关主管部门审查许可。进口列入《自动许可进口类可用作原料的固体废物目录》的固体废物，应当依法办理自动许可手续。《限制进口类可用作原料的固体废物目录》节选如表3-5所示。

表3-5　　　　　　　　《限制进口类可用作原料的固体废物目录》节选

序号	海关商品编号	废物名称	证书名称	适用环境保护控制标准	其他要求或注释
八、废纺织原料					
27	5103109090	其他动物细毛的落毛	其他动物细毛的落毛	GB 16487.5	不包括从回收原毛、毛皮过程中产生的未经挑选、洗涤、脱脂的毛废料
28	5103209090	其他动物细毛废料（包括废纱线，不包括回收纤维）	其他动物细毛废料	GB 16487.5	
29	5103300090	其他动物粗毛废料（包括废纱线，不包括回收纤维）	其他动物粗毛废料	GB 16487.5	不包括从回收原毛、毛皮过程中产生的未经挑选、洗涤、脱脂的毛废料
30	5104009090	其他动物细毛或粗毛的回收纤维	其他动物细毛或粗毛的回收纤维	GB 16487.5	
31	5202100000	废棉纱线（包括废棉线）	废棉纱线	GB 16487.5	
32	5202910000	棉的回收纤维	棉的回收纤维	GB 16487.5	
33	5202990000	其他废棉	其他废棉	GB 16487.5	
34	5505100000	合成纤维废料（包括落绵、废纱及回收纤维）	合成纤维废料	GB 16487.5	
35	5505200000	人造纤维废料（包括落绵、废纱及回收纤维）	人造纤维废料	GB 16487.5	

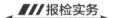

2. 报检时限及地点

入境废物原料运抵口岸时，国内收货人或者其代理人应当向入境口岸检验检疫机构报检，接受检验检疫。

3. 报检应提供的单证

基本单证：入境货物报检单、贸易合同、发票、装箱单、海运提单（或铁路运单、航空运单、海运单）等。

特殊单证：进口可用作原料的固体废物国外供货商注册登记证书（见图3－6）（复印件）、进口可用作原料的固体废物国内收货人注册登记证书（见图3－7）（复印件）、装运前检验证书、废物原料进口许可证（检验检疫联）等。

进口可用作原料的固体废物国外供货商注册登记证书

证书编号：

供货商名称：

法定代表人：

国别/地区：

公司地址：

注册登记废物原料种类：

证书有效期：　年　月　日至　年　月　日

中华人民共和国海关总署

图3－6　进口可用作原料的固体废物国外供货商注册登记证书

进口可用作原料的固体废物国内收货人注册登记证书

证书编号：

收货人名称：

注册地址：

办公地址：

国内利用单位：

证书有效期： 年 月 日至 年 月 日

图 3 - 7 进口可用作原料的固体废物国内收货人注册登记证书

4. 检疫放行和处理

入境废物原料到货后，检验检疫机构应当依照国家环境保护控制标准及检验检疫规程在入境口岸对入境废物原料实施卫生检疫、动植物检疫、环保项目检验等项目的检验检疫。

经检验检疫合格的入境废物原料，出具入境货物通关单，并在备注项注明"上述货物经初步检验，未发现不符合环境保护要求的物质"，海关凭检验检疫机构签发的入境货物通关单验放；对经检验检疫不合格的，出具检验检疫处理通知单和检验检疫证书，及时通知海关和当地环境保护行政主管部门依法处理。

5. 报检中应注意的问题

（1）申请进口可用作原料的废物做原料利用的企业，必须是依法成立的企业法人，并具有利用进口可用作原料的废物的能力和相应的污染防治设备。

（2）申请进口的可用作原料的废物已被列入《限制进口类可用作原料的废物目录》或《自动进口许可管理类可用作原料的废物目录》。

（3）进口可用作原料的废物前，进口单位应事先取得中华人民共和国生态环境部签发的固体废物进口许可证。

（4）检验检疫机构对进口可用作原料的固体废物，实行装运前检验制度。在可用作原料的废物进口单位与境外贸易关系人签订的进口可用作原料的废物合同中，必须订明进口可用作原料的废物的品质和装运前检验条款；约定进口可用作原料的废物，必须由向检验检疫机构或者中华人民共和国海关总署指定的装运前检验机构申请实施装运前检验，检验合格后方可装运。到货口岸出入境检验检疫机构凭收货人提供的装运前检验证书受理报检。

（5）检验检疫机构对进口可用作原料的固体废物的国外供货商、国内收货人实行注册登记制度。进口可用作原料的固体废物的国外供货商、国内收货人，在签订贸易合同前应当取得中华人民共和国海关总署的注册登记。国外供货商、国内收货人未获得中华人民共和国海关总署批准注册的，不得从事和经营向我国出口废物原料的业务，中华人民共和国海关总署指定的装运前检验机构不得受理其装运前检验报验，入境口岸检验检疫机构不受理其报检申请。

（6）进口可用作原料的废物的卫生和动植物检疫项目主要是检疫病媒昆虫、啮齿动物、病虫害及致病微生物等。废旧物品到达口岸时，承运人、代理人或者货主必须向卫生检疫机关申报并接受卫生检疫。来自疫区、被传染病污染、可能传播检疫传染病或者发现与人类健康有关的啮齿动物和病媒昆虫的集装箱、货物、废旧物等物品，应当实施消毒、除鼠、除虫或者其他必要的卫生处理。

（十一）入境展览物品

1. 报检范围
参加国际展览的入境展览物品及其包装材料、运输工具等。

2. 报检时限及地点
展览物品入境前或入境时，货主或其代理人应持有关单证向报关地检验检疫机构报检。

3. 报检应提供的单证
基本单证：入境货物报检单、贸易合同、发票、装箱单、海运提单（或铁路运单、航空运单、海运单）等。

特殊单证：需进行检疫审批的动植物及其产品，应提供相应的检疫审批手续。入境展览物为旧机电产品的应按旧机电产品备案手续办理相关证明。属 ATA 单证册①项

---

① ATA 由法文 Admission Temporaire 和英文 Temporary Admission 的首字母组成，表示暂准进口。ATA 单证册也被称为"货物通关护照"。

下的展览品，可以持 ATA 单证册作为证明文件报检。

4. 检疫放行和处理

入境展品不必进行品质检验和免予 3C 认证。

检验检疫机构根据有关规定出具入境货物通关单。入境展览物品在展览期间必须接受检验检疫人员的监督管理，仅供用于展览，未经许可不得改作他用。展览会结束后，所有入境展览物品须在检验检疫人员的监管下由货主或其代理人做退运、留购或销毁处理。

留购的展览物品，其性质已由展品变为货物，报检人应重新办理报检手续。重新报检的要求和同类入境货物报检要求一致。检验检疫机构按标准进行检验，对合格的货物予以放行。

退运的展览物品，需出具官方检疫证书的，应在出境前向检验检疫机构报检，经检疫或除害处理合格后出具有关证书，准予出境。

ATA 单证册项下的展览品涉及动植物及其产品检疫或卫生检疫的，应按相关规定实施检疫。入境展览物品运抵存放地后，检验检疫人员实施现场检疫，对入境的集装箱进行检疫处理，并按有关规定对入境物进行取样。经现场检疫合格或检疫处理合格的展览物品，可以进入展馆展出，展览期间接受检验检疫机构的监管。经检疫不合格又无有效处理方法的，做退运或销毁处理。

（十二）入境特殊物品报检

1. 报检范围

入境特殊物品指微生物、人体组织、生物制品、血液及其制品等物品。微生物是指病毒、细菌、真菌、放线菌、立克次氏体、螺旋体、衣原体、支原体等医学微生物；人体组织是指人体胚胎、器官、组织、细胞、人体分泌物、排泄物；生物制品是指细菌类疫苗、病毒类疫苗、抗霉素、各种诊断用试剂、干扰素、激素、酶及其制剂以及其他活性制剂（毒素、抗原、变态反应原、单克隆抗体、重组 DNA 产品、抗原—抗体复合物、免疫调节剂、微生态制剂、核酸制剂等），以及其他生物材料制备的有关制品；血液及其制品是指全血、血浆、血清、血细胞以及由血液分离、提纯或者应用生物技术制成的血浆蛋白组分或者血细胞组分制品。

2. 报检时间与地点

特殊物品入境前或入境时，货主或其代理人应持有关单证向报关地检验检疫机构报检，由口岸检验检疫机构实施查验。

3. 报检时应提供的单证

基本单证：入境货物报检单、贸易合同、发票、装箱单、海运提单（或铁路运单、

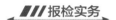

航空运单、海运单）等。

特殊单证：入/出境特殊物品卫生检疫审批单等。

4. 检疫放行和处理

入境特殊物品，必须办理卫生检疫审批手续，未经检验检疫机构许可不准入境。入境特殊物品的货主或者其代理人，应当在交运前向出入境口岸直属检验检疫局办理特殊物品审批手续。

邮寄、携带的入境特殊物品，因特殊情况未办理卫生检疫审批手续的，检验检疫机构应当予以截留，要求按照规定办理卫生检疫审批手续，受理报检的口岸检验检疫机构对入境特殊物品实施现场查验，对需抽样检验的入境特殊物品，经口岸检验检疫机构许可，货主或者其代理人可先运至有储存条件的场所，经检疫合格后方可移运或使用。

检验检疫机构对辖区内含有或可能含有病原微生物的入境特殊物品实施后续监管。需要后续监管的入境特殊物品，未经检验检疫机构的同意，不得擅自使用。凡国家禁止进口的特殊物品，禁止入境。

5. 报检中应注意的问题

入境特殊物品的卫生检疫管理实行卫生检疫审批、现场查验和后续监督管理制度。直属检验检疫局准予许可的，应当签发入/出境特殊物品卫生检疫审批单；不准予许可的，应当书面说明理由。入/出境特殊物品卫生检疫审批单如果含有或者可能含有高致病性病原微生物的特殊物品，有效期为 3 个月。如果含有或者可能含有其他病原微生物的特殊物品，有效期为 6 个月。除上述规定以外的其他特殊物品，有效期为 12 个月。入/出境特殊物品卫生检疫审批单在有效期内可以分批核销使用。超过有效期的，应当重新申请。

▼ 简单实训

某跨国公司拟到北京参加展览会，需经天津口岸进口部分物品，物品清单如表 3 - 6 所示。

表 3 - 6　　　　　　　　　物品清单

序号	商品名称	H. S. 编码	检验检疫类别	原产国	数/重量
①	展览用鲜百合花种球	0601109199	P/Q	荷兰	200 粒
②	展览用老式收音机	8527990000	L/N	英国	2 台
③	宣传用印刷品	4905990000		美国	100 册

序号	商品名称	H. S. 编码	检验检疫类别	原产国	数/重量
④	宴会用红酒	2204210000	R/S	意大利	30 瓶
⑤	宴会用大米	1006309090	M. P. R/Q. S	泰国	50 千克
⑥	宴会用金枪鱼子	0303800090	P. R. /Q. S	加拿大	10 千克
⑦	办公纸张	4801000000	M/	美国	5 千克
⑧	展览用老式家具	9403300090	P/Q	法国	2 套

（1）上述物品中，须事先办理检疫审批手续的是（　　）。

A. ①　　　　　　B. ④　　　　　　C. ⑤　　　　　　D. 均无须办理

（2）上述物品中，须办理旧机电产品备案手续的是（　　）。

A. ②　　　　　　B. ④　　　　　　C. ⑧　　　　　　D. 均无须办理

（3）上述物品对应的检验检疫类别中，含有表示"进口商品检验"代码的是（　　）。

A. ①⑤⑥　　　　B. ②　　　　　　C. ⑤⑦　　　　　D. ④⑤⑥

（4）以下所列物品中，须由天津检验检疫机构实施检验检疫的是（　　）

A. ①　　　　　　B. ④　　　　　　C. ⑦　　　　　　D. ⑧

（5）上述物品进口时需要报检的是（　　）。

A. 除②外的其他物品　　　　　　　　B. 除③外的其他物品

C. 除⑦外的其他物品　　　　　　　　D. 所有物品

任务二　入境集装箱、交通运输工具报检

☀ 任务导入

　　2016 年 6 月 25 日，大连局在对来自日本的箱号为 COSU3457102、COSU3457146、COSU3478621 等 110 个空箱实施抽查过程中，发现空箱内存在类似垃圾的异物，主要有苍蝇、蟑螂等病媒昆虫以及稻草、塑料泡沫、破布、饮料瓶、饭盒、方便面袋等异物。该局立即向上级有关部门和领导汇报，同时与港务部门联络，控制该批空箱的流向，并对该批来自日本的 110 个集装箱逐箱进行查验，结果发现其中 58 个集装箱中存在上述类似情况，随后该局在第一时间通知了口岸卫生处理部门，对发现问题的集装箱进行了相应的熏蒸、消毒等处理，并对空箱内的携带物在检验检疫部门监督下进行了集中销毁处理。集装箱交通运输工具同样存在传播疫情的风险，因此对集装箱及交通运输工具同样要进行检疫，那么其中有哪些规定呢？

✏ **相关知识**

一、入境集装箱报检

（一）报检范围

（1）所有入境集装箱均应实施卫生检疫。

（2）来自动植物疫区的，装载动植物、动植物产品和其他检验检疫物的，以及箱内带有植物性包装物或铺垫材料的集装箱，应实施动植物检疫。

（3）法律、行政法规、国际条约规定或者贸易合同约定的其他应当实施检验检疫的入境集装箱，按照有关规定、约定实施检验检疫。

（二）报检时限及地点

入境集装箱承运人、货主或其代理人应当在办理海关手续前向入境口岸检验检疫机构报检。

（三）报检应提供的单证及信息

报检应提供的单证为入境货物报检单（装载法定检验检疫商品的入境集装箱）或入境集装箱报检单，提供集装箱数量、规格、号码信息，到达口岸的时间、目的地信息，货物的种类、数量和包装材料等信息以及相关单证。

（四）检疫放行和处理

1. 装载法定检验检疫商品的入境集装箱

检验检疫机构受理报检后，集装箱结合货物一并实施检验检疫，检验检疫合格的准予放行，并统一出具入境货物通关单。经检验检疫不合格的，按规定处理。需要实施卫生除害处理的，签发检验检疫处理通知书；完成处理后报检人有要求的，出具熏蒸/消毒证书。

2. 装载非法定检验检疫商品的入境集装箱和入境空箱

检验检疫机构受理报检后，根据集装箱箱体可能携带的有害生物和病媒生物种类以及其他有毒有害物质情况实施检验检疫，实施检验检疫后，对不需要实施卫生除害处理的，应报检人的要求出具集装箱检验检疫结果单；对需要实施卫生除害处理的，签发检验检疫处理通知书，完成处理后报检人有要求的，出具熏蒸/消毒证书。

（五）报检中应注意的问题

在入境口岸结关的、装运经国家批准进口废物原料的以及国家有关法律法规规定必须在入境口岸检验的集装箱，口岸检验检疫机构可根据工作需要指定监管地点对其集装箱实施检验检疫或实施卫生除害处理。

对已在口岸启封查验的入境集装箱，查验后要施加 CIQ 封识，出具集装箱检验检疫结果单，并列明所查验的进境集装箱原、新封识号。

二、入境交通运输工具报检

（一）报检范围

根据《卫生检疫法》及其实施细则、《动植物检疫法》及其实施条例的规定，入境交通运输工具的报检范围为：

（1）所有入境交通运输工具，包括船舶、飞机、火车和车辆等，都应当向检验检疫机构申报，并实施卫生检疫。

（2）来自动植物疫区的入境交通运输工具，装载入境或过境动物的运输工具，包括船舶（含供拆船用的废旧船舶）、飞机、火车和车辆等，均须实施动植物检疫。来自动植物疫区的交通运输工具，是指本航次或本车次的始发或途经地是动植物疫区的交通运输工具。

（二）报检时限及地点

1. 入境船舶

入境船舶报检时，船方或其代理人应当在船舶预计抵达口岸 24 小时前（航程不足 24 小时的，在驶离上口岸时）向入境口岸检验检疫机构报检。填报有关入境检疫申请书，并将船舶在航行中发现检疫传染病、疑似检疫传染病，或者有人非因意外伤害而死亡且死因不明的情况，立即向入境口岸检验检疫机构报告。报检后船舶动态或报检内容有变化的，船方或其代理人应当及时向检验检疫机构更正。船舶的入境检验检疫，必须在最先到达的国境口岸的检疫锚地或者经检验检疫机构同意的指定地点实施。

2. 入境飞机

来自非检疫传染病疫区并且在飞行中未发现检疫传染病、疑似检疫传染病，或者有人非因意外伤害死亡并死因不明的飞机，经出入境检验检疫机构同意，可通过地面航空站向检验检疫机构采用电讯方式进行报检。

来自检疫传染病疫区的飞机，在飞行中发现检疫传染病、疑似检疫传染病，或者有人非因意外伤害而死亡并死因不明时，机长应当立即通知到达机场的航空站向检验检疫机构申报，并在最先到达的国境口岸的指定地点接受检疫。

3. 入境列车及其他车辆

入境列车在到达车站前，车站有关人员应向检验检疫机构提前预报车上有无疾病发生等事项。

（三）报检应提供的单据

1. 入境船舶

在办理入境检验检疫手续时，船方或其代理人应向检验检疫机构提供以下资料：航海健康申报书、总申报单、货物申报单、船员名单、旅客名单、船用物品申报单、压舱水报告单及载货清单，并应检验检疫人员的要求提交船舶免予卫生控制措施/船舶卫生控制措施证书、交通工具卫生证书、航海日志，以及船员的预防接种证书和健康证书等有关资料。

2. 入境飞机

向检验检疫机构申报的内容包括飞机的国籍、航班号、机型、机号、识别标识、预定到达时间、出发站、经停站、机组及旅客人数，以及飞机上是否载有病人或在飞行途中是否发现病人或死亡人员，若有，应提供病名或者主要症状、患病人数、死亡人数等。

3. 入境列车及其他车辆

车站有关人员应向检验检疫机构预报列车预定到达时间、始发站或终点站、车次、列车编组情况、行车路线、停靠站台、旅客人数、司乘人员人数、车上有无疾病发生等事项。

（四）检疫放行和处理

1. 入境船舶

检验检疫机构对经检疫判定没有染疫的入境船舶，出具船舶入境卫生检疫证；对经检疫判定染疫、染疫嫌疑或者来自传染病疫区应当实施卫生处理的或者有其他限制事项的入境船舶，在实施相应的卫生处理或者注明应当接受的卫生处理事项后，签发船舶入境检疫证。

对来自动植物疫区的入境船舶，在入境口岸均应实施动植物检疫，重点对船舶的生活区、厨房、冷藏室及动植物性废弃物存放场所和容器等区域进行检疫和防疫处理。发现装有我国规定禁止或限制进境的物品，加施封识予以封存，船舶在中国境内，未经口岸检验检疫机构许可，不得启封动用。发现有危险性病虫害的，做不准带离运输工具、除害、封存或销毁处理；对卸离运输工具的非动植物性物品或货物，做外包装消毒处理；对可能被动植物病虫害污染的部位和场地，做消毒除害处理。经检验检疫或经除害处理合格的，由口岸检验检疫机构根据不同情况，分别签发运输工具检疫证书、运输工具检疫处理证书方能准予入境。

装载入境动物的船舶抵达口岸时，未经口岸检验检疫机构防疫消毒和许可，任何人不得接触和移动动物。口岸检验检疫机构采取现场预防措施，对上下船舶的人员、接近动物的人员，由口岸检验检疫机构做防疫消毒处理。对饲喂入境动物的饲料、饲养用的铺垫材料以及排泄物等，做消毒、除害处理。

入境供拆船用的废旧船舶，包括进口供拆船用的废旧钢船、入境修理的船舶以及我国淘汰的远洋废旧钢船，不论是否来自动植物疫区，一律由口岸检验检疫机构实施检疫。对检疫发现的我国禁止入境物，来自动植物疫区或来历不明的动植物及其产品，以及动植物性废弃物，做销毁处理。对发现危险性病虫害的舱室，进行消毒、熏蒸处理。

2. 入境飞机

来自黄热病疫区的飞机，机长或其授权代理人须主动出示有效的灭蚊证书。检疫人员根据来自不同地区的飞机及机上旅客的健康情况，采取不同的处理措施。

对于来自动植物疫区的入境飞机，在入境口岸均应实施动植物检疫，重点对飞机的食品配餐间、旅客遗弃的动植物及其产品、动植物性废弃物等区域进行检疫和防疫处理。发现装有我国规定禁止或限制进境的物品，施加标识予以封存，飞机在中国期间，未经口岸检验检疫机构许可，不得启封动用。发现有危险性病虫害的，做不准带离运输工具、除害、封存或销毁处理，对卸离运输工具的非动植物性物品或货物做外包装消毒处理，对可能被动植物病虫害污染的部位和场地做消毒除害处理。经检验检疫合格或经除害处理合格的，由口岸检验检疫机构根据不同情况，分别签发运输工具检疫证书、运输工具检疫处理证书后方能准予入境。

装载入境动物的飞机抵达口岸时，未经口岸检验检疫机构防疫消毒和许可，任何人不得接触和移动动物。口岸检验检疫机构采取现场预防措施，对上、下飞机的人员、接近动物的人员、装载动物的飞机以及被污染的场地，由口岸检验检疫机构做防疫消毒处理。对饲喂入境动物的饲料、饲养用的铺垫材料以及排泄物等，做消毒、除害处理。

3. 入境列车

客运列车到达车站后，检疫人员首先登车，列车长或者其他车辆负责人应当口头申报车上人员的健康情况及列车上鼠、蚊、蝇等卫生情况。由检疫人员分别对软包、硬包、软座、硬座、餐车、行李车及邮车进行检查。检查结束前任何人不准上、下列车，不准装卸行李、货物、邮包等物品。货运列车重点检查货运车厢及其货物卫生状况、可能传播传染病的病媒昆虫和啮齿动物的携带情况。

对于来自动植物疫区的入境列车，在入境口岸均应实施动植物检疫，重点对列车的食品配餐间、旅客遗弃的动植物及其产品、动植物性废弃物等区域进行检疫和防疫处理。发现装有我国规定禁止或限制进境的物品，施加标识予以封存，列车在中国境内，未经口岸检验检疫机构许可，不得启封动用。发现有危险性病虫害的，做不准带离运输工具、除害、封存或销毁处理，对卸离运输工具的非动植物性物品或货物做外包装消毒处理，对可能被动植物病虫害污染的部位和场地做消毒除害处理。经检验检疫合格或经除害处理合格的，由口岸检验检疫机构根据不同情况，分别签发运输工具检疫证书、运输工具检疫处理证书后方能准予入境。

装载入境动物的列车抵达口岸时，未经口岸检验检疫机构防疫消毒和许可，任何人不得接触和移动动物。口岸检验检疫机构采取现场预防措施，对上、下列车的人员、接近动物的人员、装载动物的列车以及被污染的场地，由口岸检验检疫机构做防疫消毒处理。对饲喂入境动物的饲料、饲养用的铺垫材料以及排泄物等，做消毒、除害处理。

装载过境动物的列车到达口岸时，口岸检验检疫机构对列车和装载容器外表进行消毒。对动物进行检疫，检疫合格的准予过境，检疫不合格的不准过境。过境动物的饲料受病虫害污染的，做除害、不准过境或销毁处理。过境动物的尸体、排泄物、铺垫材料以及其他废弃物，不得擅自抛弃。装载过境植物、动植物产品和其他检疫物的列车和包装容器必须完好，不得有货物撒漏。过境时，口岸检验检疫机构检查列车和包装容器外表，符合国家检疫要求的准予过境。发现列车和包装不严密，有可能使过境货物在途中撒漏的，承运人或押运人应按检疫要求采取密封措施。无法采取密封措施的，不准过境。检疫发现有危险性病虫的，必须进行除害处理，除害处理合格的准予过境。动植物、动植物产品和其他检疫物过境期间，未经检验检疫机构批准不得开拆包装或者卸离列车。出境口岸对过境货物及运输工具不再检疫。

4. 入境汽车

对入境货运汽车，根据申报实施卫生检疫查验或必要的卫生处理，来自动植物疫区的，由入境口岸检验检疫机构做防疫消毒处理。检疫完毕后签发运输工具检疫证书，如图3-8所示。

装载入境动物的汽车及其他车辆，抵达口岸时，未经口岸检验检疫机构防疫消毒和许可，任何人不得接触和移动动物。口岸检验检疫机构采取现场预防措施，对上下车辆的人员、接近动物的人员、装载动物的车辆以及被污染的场地，由口岸检验检疫机构做防疫消毒处理。对饲喂入境动物的饲料、饲养用的铺垫材料以及排泄物等，做消毒、除害处理。

中华人民共和国出入境检验检疫
ENTRY-EXIT INSPECTION AND QUARANTINE
OF THE PEOPLE'S REPUBLIC OF CHINA

运输工具检疫证书
QUARANTINE CERTIFICATE FOR CONVEYANCE

运输工具名称及号码　　　　　　　　　　　　国籍

Name and No. of Conveyance _____　Nationality _____

启运口岸　　　　　　　　　　　　　　　　　吨位

Port of Despatch _____　Tonnage _____

到达口岸　　　　　　　　　　　　　　　　　途经口岸

Port of Arrival _____　Port(s) of Call _____

到达/离境日期　　　　　　　　　　　　　　检验日期

Date of Arrival/Departure _____　Date of Inspection _____

印章　　　签证地点 Place of Issue _____　签证日期 Date of Issue _____

Official Stamp

　　　　　授权签字人 Authorized Officer _____　签　名 Signature _____

图 3 − 8　运输工具检疫证书

装载过境动物的汽车及其他车辆的检验检疫程序，同装载过境动物的列车的检验检疫程序。

（五）报检中应注意的问题

检验检疫机构对申报内容进行审核，确定入境船舶的检疫方式。目前采取的方式可分为锚地检疫、随船检疫、靠泊检疫和电讯检疫。

1. 锚地检疫

对有下列情况之一的船舶，应实施锚地检疫：来自检疫传染病疫区的；有检疫传染病病人、疑似传染病病人或者有人非因意外伤害而死亡且死因不明的；发现有啮齿动物异常死亡的；未持有有效船舶免予卫生控制措施证书/卫生控制措施证书的；没有申请随船检疫、靠泊检疫或电讯检疫的；装载活动物的；废旧船舶；船方申请锚地检疫的；检验检疫机构工作需要的。

2. 随船检疫

对旅游船、军事船、要人访问所乘船舶等特殊船舶以及遇有特殊情况的船舶，如船上有病人需要救治、特殊物资急需装卸、船舶急需抢修等，经船方或者代理人申请，可以实施随船检疫。

3. 靠泊检疫

对未持有我国检验检疫机构签发的有效交通工具卫生证书，并且没有应实施锚地检疫所列情况或者因天气、潮水等无法实施锚地检疫的船舶，经船方或者代理人申请，可以实施靠泊检疫。

4. 电讯检疫

对持有我国检验检疫机构签发的有效交通工具卫生证书，并且没有应实施锚地检疫所列情况的船舶，经船方或者代理人申请，可以实施电讯检疫。电讯检疫必须是持有效交通工具卫生证书的国际航行船舶在抵港前 24 小时，通过船舶公司或船舶代理向港口或锚地所在地检验检疫机构以电报形式报告。

根据《卫生检疫法》及其实施细则的规定，接受入境检疫的船舶，必须按照规定悬挂检疫信号等候查验，在检验检疫机构发给入境检疫证前，不得降下检疫信号。白天入境时，在船舶的明显处悬挂国际通语检疫信号旗："Q"字旗，表示本船没有染疫，请发给入境检疫证；"QQ"字旗，表示本船有染疫或有染疫嫌疑，请即刻实施检疫。夜间入境时，在船舶的明显处垂直悬挂下列灯号：红灯 3 盏，表示本船没有染疫，请发给入境检疫证；红、红、白、红灯 4 盏，表示本船有染疫或染疫嫌疑，请即刻实施检疫。

入境船舶抵港前或在港期间，船上发现疑似传染病人、啮齿动物反常死亡或其他有碍公共卫生的情况，船方或其代理人应当以最快的方式向当地口岸的检验检疫机构报告。

1. 近日，上海检验检疫局浦江分局的检验检疫人员在现场查验一批来自美国装载钢材的共十个集装箱的二级马口铁时，发现其中 1 个集装箱的角落散落着少许黑色芝麻状颗粒。经检疫发现，该黑色颗粒包含十几个种类的植物种子，其中包括二类危险性有害生物菟丝子种子。请分析，检疫人员该如何处理？

2. 近日，包头检验检疫局工作人员在日常检验监管工作中发现，包头某公司刚从德国进口的一台抛丸机，属于目录外商品，分装于 8 个 40 尺和 1 个 20 尺共 9 个集装箱。包头检验检疫局工作人员进一步了解到，该批货物虽在入境口岸进行了箱体消毒，但未向包头检验检疫局进行集装箱卫生检疫报检，于是他们第一时间向企业通报进境集装箱重箱检验检疫有关要求，立即督促其补报，并利用星期六休息时间及时对上述 9 个进境集装箱重箱进行了彻底消毒和检疫查验，圆满地完成了此次卫生检疫查验任务，有效地防止了疫情疫病通过集装箱的传入。请分析，该案在出入境集装箱检验检疫工作中体现了哪几方面的重要性？

任务三　入境快件、邮寄物报检

任务导入

无论是快件还是邮寄物，都在检验检疫机构的检验检疫范围，2016 年 7 月 4 日，天津出入境检验检疫局邮件办就从入境快件中截获 5 批来自疯牛病疫区国家日本的牛肉，共 18 件，165 千克。上述牛肉属于同一寄件人和收件人，这些牛肉属于禁止进境物，因此，检验检疫机构按规定对这 5 批牛肉做出退运、销毁处理。对于快件、邮寄物的报检，还有哪些具体规定呢？

相关知识

一、入境快件报检

（一）入境快件报检范围

（1）根据《动植物检疫法》及其实施条例和《卫生检疫法》及其实施细则，以及有关国际条约、双边协议规定，应当实施动植物检疫和卫生检疫的。

（2）列入《出入境检验检疫机构实施检验检疫的进出境商品目录》的。

（3）属于实施强制性认证制度、进口安全质量许可制度以及卫生注册登记制度管理的。

（4）其他有关法律、法规规定应当实施检验检疫的。

（二）报检的时间与地点

检验检疫机构对快件运营人实行备案制度。快件运营人备案后，按照有关规定办理入境快件的报检手续。

快件入境时，快件运营人及时向所在地检验检疫机构办理报检手续，凭检验检疫机构签发的入境货物通关单向海关办理报关手续。

入境快件到达海关监管区时，快件运营人应及时向所在地检验检疫机构办理报检手续。

快件运营人可以通过电子数据交换（EDI）的方式申请办理报检，检验检疫机构对符合条件的予以受理。

（三）报检应提供的单证

快件运营人在申请办理入境快件报检时，应提供报检单、总运单、每一批快件的分运单、发票等有关单证。属于下列情形之一的，还应向检验检疫机构提供有关文件：

（1）输入动物、动物产品、植物种子、种苗及其他繁殖材料的，应提供相应的检疫审批许可证和检疫证明。

（2）因科研等特殊需要，输入禁止进境物品的，应提供中华人民共和国海关总署签发的特许审批证明。

（3）属于微生物、人体组织、生物制品、血液及其制品等特殊物品的，应提供有关部门的审批文件。

（4）属于实施进口安全质量许可制度、出口质量许可证制度和卫生注册登记制度管理的，应提供有关证明。

（5）其他法律、法规或者有关国际条约、双边协议有规定的，应提供相应的审批证明文件。

（四）检疫放行和处理

检验检疫机构对入境快件的检验检疫监管，以现场检验检疫为主，特殊情况的，可以取样做实验室检验检疫。

（1）入境快件经检疫发现被检疫传染病病原体污染的或者带有动植物检疫危险性病虫害的以及根据法律法规规定须做检疫处理的，应当由检验检疫机构按规定实施卫生、除害处理。

（2）入境快件经检验不符合法律、行政法规规定的强制性标准或者其他必须执行检验标准的，必须在检验检疫机构的监督下进行技术处理。

（3）入境快件经检验检疫合格的，或检验检疫不合格但经实施有效检验检疫处理符合要求的，由检验检疫机构签发入境货物通关单，予以放行。对检验检疫不合格且不能进行技术处理，或经技术处理后重新检验仍不合格的，由检验检疫机构做退回或销毁处理，并出具有关证明。

（4）对应当实施检验检疫的入境快件，未经检验检疫或者经检验检疫不合格的，不得运递。

（5）检验检疫机构对入境快件需做进一步检验检疫处理的，可以予以封存，并与快件运营人办理交接手续。

二、入境邮寄物报检

邮寄物检验检疫是指对通过国际邮政渠道（包括邮政部门、国际邮件快递公司和其他经营国际邮件的单位）出入境的动植物、动植物产品和其他检疫物实施检验检疫。

（一）邮寄物报检范围

邮寄物检验检疫的范围包括：
（1）进境的动植物、动植物产品及其他检疫物。
（2）进境的微生物、人体组织、生物制品、血液及其制品等特殊物品。
（3）来自疫区的、被检疫传染病污染的或者可能成为检疫传染病传播媒介的邮包。
（4）进境邮寄物所使用或携带的植物性包装物、铺垫材料。
（5）属许可证制度管理或须加贴检验检疫标识方可入境的物品。
（6）其他法律法规、国际条约规定需要实施检疫的进境邮寄物。
（7）可能引起生物恐怖的可疑进境邮寄物。

（二）报检时间与地点

邮寄物入境后，邮政部门应及时通知检验检疫机构实施现场检疫。由国际邮件互换局直分到邮局营业厅的邮寄物，由邮局通知收件人在规定期限内到检验检疫机构办理检疫手续。快递邮寄物，由快递公司、收件人或其代理人在规定期限内到检验检疫机构办理检疫手续。

（三）报检应提供的单证

邮政部门应向检验检疫机构提供入境邮寄物清单。对需检疫审批的物品，收件人应向检验检疫机构提供检疫审批的有关单证。

（四）检疫放行和处理

（1）对需拆包检验的入境邮寄物，由检验检疫机构工作人员进行拆包、重封，邮政部门工作人员应在场给予必要的配合。重封时，应加贴检验检疫封识。

（2）对需做进一步检疫的入境邮寄物，由检验检疫机构同邮政部门办理交接手续后予以封存，带回检验。

（3）检验检疫机构对来自疫区或者被检疫传染病污染的进境邮寄物实施卫生处理，并签发有关单证。

（4）入境邮寄物经检验检疫机构检疫合格或经检疫处理合格的，由检验检疫机构在邮件显著位置加盖检验检疫印章放行，由邮政机构运递。

（5）入境邮寄物有下列情况之一的，由检验检疫机构做退回或销毁处理：

①未按规定办理检疫审批或未按检疫审批规定执行的。

②中华人民共和国海关总署公告规定禁止邮寄入境的。

③单证不全的。

④在限期内未办理报检手续的。

⑤经检疫不合格又无有效方法处理的。

⑥其他需做退回或销毁处理的。

对进境邮寄物做退回处理的，由检验检疫机构出具检验检疫处理通知书，并注明退回原因，由邮政机构负责退回寄件人。

做销毁处理的，由检验检疫机构出具检验检疫处理通知书，并与邮政机构共同登记后，由检验检疫机构通知寄件人。

（五）报检中应注意的问题

（1）邮寄进境植物种子、苗木及其繁殖材料，收件人须事先按规定向有关农业或林业主管部门办理检疫审批手续，因特殊情况无法事先办理的，收件人应向进境口岸所在地直属检验检疫局申请补办检疫审批手续。

邮寄进境植物产品需要办理检疫审批手续的，收件人须事先向中华人民共和国海关总署或经其授权的进境口岸所在地直属检验检疫局申请办理检疫审批手续。

（2）因科研、教学等特殊需要，需邮寄进境《中华人民共和国禁止携带、邮寄进境的动植物及其产品和其他检疫物名录》和《中华人民共和国进境植物检疫禁止进境物名录》所列禁止进境物的，收件人须事先按照有关规定向中华人民共和国海关总署申请办理特许审批手续。

（3）邮寄《中华人民共和国禁止携带、邮寄进境动物及其产品和其他检疫物名录》以外的动物产品，收件人须事先向中华人民共和国海关总署或经其授权的进境口岸所在地直属检验检疫局申请办理检疫审批手续。

（4）邮寄物属微生物、人体组织、生物制品、血液及其制品等特殊物品的，收件人或寄件人须向进出境口岸所在地或产地直属检验检疫局申请办理检疫审批手续。

简单实训

近日，苏州出入境检验检疫局邮件办工作人员从入境快件中发现美国美赞臣公司某件婴幼儿奶粉含有金属颗粒，共计10罐，婴幼儿如果误服该产品，将金属颗粒吸入咽喉或肺部，容易导致体内呼吸系统和咽喉严重受损，出现咳嗽、咽食困难甚至呼吸困难等病症。请分析，苏州出入境检验检疫局该如何处理？依据是什么？该案例对相关企业有何启示？

任务四　入境货物报检单的填制

任务导入

大连丽华公司于2016年12月从韩国进口了一批毛椰子油，进口报检时，在入境货物报检单用途栏中选择了"食用"，结果在检验检疫及后续监管中造成了一系列的问题。口岸检验检疫机构对这批商品进行检验时就采用了"食用"的标准，结果显示，该批毛椰子油达不到我国的食用油标准，检验检疫机构随即依据检测结果对该批毛椰子油做出"退运"的处理。造成这种结果的原因正是报检员对货物不熟悉，对其实际用途不了解，造成了错误填报，这不仅给后续检验检疫监管造成麻烦，也导致货物无法顺利通关，从而造成不必要的损失。因此，对于报检员来说，准确填制报检单是非常重要的。报检单的填制规范有哪些呢？

相关知识

一、基本报检申报要求

（1）法检货物和非法检货物属于同一报检批的，可合并申报。

（2）全申报报检单，报检单申报的货物信息应与报关单一致。

（3）货物顺序为法检货物在前，非法检货物在后；法检货物中的海关监管条件有"A"的在前，没有"A"的在后；非法检货物有木质包装的在前，无木质包装的在后。

二、入境货物报检单的填制规范

（一）基本信息

1. 报检号（系统生成）

报检号是由系统自动生成的 15 位报检流水号。报检号实行全国统一编号管理，每批次编号唯一。报检号为 15 位阿拉伯数字，报检类别（1 位）＋年份（2 位）＋流水号（12 位）。第 1 位数字：1 表示入境，2 表示出境，3 表示出境包装，4 表示集装箱适载，8 表示更改申请号；第 2 位、第 3 位数字为受理报检年度的后两位；第 4 位至第 15 位数字为全国流水号。

企业预录入号（E 号）生成规则：报检机构代码（6 位）＋报检类别（1 位）＋年份（2 位）＋流水号（6 位）＋"E"。

手工录入临时号（L 号）/手工录入预录入号（H 号）生成规则：录入人员机构代码（6 位）＋报检类别（1 位）＋年份（2 位）＋流水号（6 位）＋"L/H"。

2. 报检类别（必填）

入境报检的类别包括入境检验检疫、入境验证报检。

（1）需实施检验检疫工作的，选择"入境检验检疫"报检。

（2）仅需单证审核或货证核查，无须实施检验检疫的，选择"入境验证"报检，其中包括以下方面：

①124 种人类食品和动物饲料添加剂产品，仅工业用途的，监管条件仅为 R 的货物。

②贸易方式为样品、来料加工、暂时进出口货物的，不涉及食品安全环保卫生的工业品。

③入境 3C 产品，监管条件仅为 L 的货物。

④"出境维修复进口""暂时出口复进口""出口退货复进口""国内转移复进口"4 种特殊贸易方式的进口旧机电产品。

⑤非法检无代价抵偿货物。

⑥危险化学品和普通化学品共用一个 H.S. 编码，经判定申报的品名不是《危险化学品名录》内的货物，也不属于危险货物且检验检疫监管条件为 M 或 MR（工业用）的。

⑦境外入区时已实施一次性检验检疫合格，出区进口时仅实施核销，不实施检验检疫的货物。

⑧境外入区时检验检疫类别仅为 M 且免予实施检验的货物。

⑨从区外输往区内又输往区外的应检物。

⑩贸易方式为"来料加工"，检验检疫监管条件仅为 M 且不需实施检验的入境货物。

⑪检验检疫监管条件仅为 M 的样品、礼品、暂准进出境的货物以及其他非贸易性物品。

3. 报检日期（必填）

检验检疫机构实际受理报检的日期。

4. 报检员备案号（选填）

填写报检员备案号，报检员备案号全国统一编号管理，号码唯一，代码由 10 位阿拉伯数字组成。有备案号的，据实填写。

5. 报检员姓名（选填）

已填写全国统一报检员备案号的可不填写。

6. 报检单位名称和报检单位代码（必填）

本栏填写报检单位在检验检疫机构的备案登记编号；特殊情况下，可使用特殊报检单位编号。

备案登记编号为 10 位阿拉伯数字，第 1 位至第 4 位为办理备案登记的检验检疫机构代码，第 5 位为"6"或者"0"，后面 5 位为流水号；特殊报检单位代码的第 1 位至第 4 位为受理报检的检验检疫机构，第 5 位至第 10 位为"000000"。报检单位联系人、报检单位联系人电话由报检单位登记资料自动带出，或点击"…"填写，填写与检验检疫机构取得联系的人员信息，如是固定电话则要填写区号。

7. 收货人名称及代码（必填）

填写收货人在检验检疫机构的备案登记编号。特殊情况下，允许使用本局特殊报检单位代码；收货人通常指外贸合同中的买方、信用证开证申请人或合同/信用证指定的收货人，同时有中外文信息的，应分别填在"中文"和"英文"栏。

8. 发货人（必填）

填写境外发货单位或自然人；发货人通常指外贸合同中的卖方或信用证的受益人，同时有中外文信息的，应分别填在"中文"和"英文"栏。

9. 发货人地址（选填）

填写贸易合同卖方的中英文地址。

10. 企业资质（有条件必填）

选择货物的生产商/进出口商/代理商必须取得的资质类别并填写企业名称及对应的注册/备案编号。多个资质的须全部填写。

按货物种类及相关要求选择资质类别并填写企业名称及对应的注册/备案编号：

（1）进口食品、食品原料类填写：进口食品境外出口商代理商备案、进口食品进口商备案、进口食品境外生产企业备案、进口食品境外生产企业注册。

（2）进口水产品填写：进口食品境外出口商代理商备案、进口食品进口商备案、进口食品境外生产企业注册、进口水产品储存冷库备案。

（3）进口肉类填写：进口肉类储存冷库备案、进口食品境外出口商代理商备案、进口食品进口商备案、进口肉类收货人备案、进口食品境外生产企业注册。

（4）进口化妆品填写：进口化妆品收货人备案。

（5）进口水果填写：进境水果境外果园/包装厂注册登记。

（6）进口非食用动物产品填写：进境非食用动物产品生产、加工、存放企业注册登记。

（7）饲料及饲料添加剂：饲料进口企业备案、进口饲料和饲料添加剂生产企业注册登记。

（8）进口废物原料报检时填写国外供货商注册登记号及名称，两者应对应、准确。

（9）其他：进境植物繁殖材料隔离检疫圃申请、进出境动物指定隔离场使用申请、进境栽培介质使用单位注册、进境动物遗传物质进口代理及使用单位备案、进境动物及动物产品国外生产单位注册、进境粮食加工储存单位注册、境外医疗器械捐赠机构登记、进出境集装箱场站登记、进口棉花境外供货商登记注册、对出口食品包装生产企业和进口食品包装的进口商实行备案。

以上备案注册资质类别、企业名称、注册备案号码都应在此数据项中点选填写，系统进行校验。

（二）货物信息

1. H.S. 编码（必填）

输入有效的 10 位数 H.S. 编码（以当年海关公布的商品税则编码分类为准）。H.S. 编码应与货物相对应，并与海关报关时的 H.S. 编码一致。非法检货物带有木包装、集装箱的，按主体货物的编码输入，新造集装箱和周转集装箱均按 86 章编码申报；新造木质包装和反复使用的木质包装按照 44 章编码申报。

2. 货物名称（必填）

输入货物的具体中文名称，不能笼统地输入货物的大类名称。例如，H.S. 编码 0304299090 在报检时必须输入具体的货物名称，如"冻狭鳕鱼片"，而不能笼统地输入"其他冻鱼片"。

3. CIQ 编码（必填）

填写报检货物对应的 CIQ 编码，在填写 H.S. 编码后系统可自动带出，根据具体货物正确点选。

4. 货物属性（必填）

选择报检货物的相关属性，默认为无。

按以下要求选择：

（1）3C—A \ B \ C、D，必须在入境民用商品认证（11 目录内、12 目录外、13 无须办理 3C 认证）中勾选对应项。

（2）食品、化妆品是否预包装、是否首次进口，必须在食品及化妆品（14 预包装、15 非预包装、18 首次进口）中勾选对应项。

（3）是否转基因，凡符合原质检总局 2004 年第 62 号令含转基因成分须申报的，必须在转基因（16 转基因产品、17 非转基因产品）中勾选对应项。

（4）"成套设备"标记，"旧机电"标记，必须在货物属性（18 首次进出口、19 正常、20 废品、21 旧品、22 成套设备）中勾选对应项。

（5）是否特殊物品、化学试剂，必须在特殊物品（25—28ABCD 级特殊物品、29V/W 非特殊物品）中勾选对应项。

（6）木材（含原木）板材是否带皮，必须在是否带皮木材（23 带皮木材/板材、24 不带皮木材/板材）中勾选对应项。

5. 数量/重量（选填）

根据装箱单填写相应的数量或重量。法定第一计量单位对应的数量或重量必须录入，并且不得改动法定第一计量单位。

6. 货物总值/币种（必填）

按照发票、合同的货物总值及成交价格计价币种选择。周转集装箱货值为 0，反复使用的木质包装货值为 0。币种应按《表示货币和资金的代码》填写。

7. 单价（选填）

填写入境货物的实际成交单价，单价币种固定为美元。

8. 包装数量（必填）

选择入境货物实际运输包装的种类，填写报检货物的运输包装件数。采用多种包装的，应同时填写多种包装种类。有两种以上包装的，应添加辅助包装，同时有木质包装和其他包装的，应将非木质包装填写为辅助包装。

9. 用途（必填）

填写入境货物的使用范围或目的，如种用、食用、观赏或演艺、伴侣、实验、药用、饲用、仅用于工业用途等。

10. H. S. 标准量

根据报检货物的数/重量系统自动转换。标准计量单位由系统自动带出。标准计量单位指《中华人民共和国海关统计商品目录》中列明的第一个计量单位。

11. 箱货对应关系（选填）

如果入境货物包括多个品种，分装在多个集装箱中，在本栏填写每个集装箱装载的货物明细情况，包括 H. S. 编码、集装箱号码、集装箱规格、集装箱数量、货物重量及单位、运输工具类型。

12. 原产国（必填）

填写入境货物的生产、开采或加工制造的国家或地区。对经过几个国家或地区加工制造的货物，最后一个对货物进行实质性加工的国家或地区作为该货物的原产国。退运的出口货物原产国填写"中国"。在保税区（含保税港区、监管仓）或加工区进行了实质性加工的货物输往国内时，原产国填写"中国"。

13. 原产地区（选填）

入境货物在原产国（地区）内的生产区域，如州、省等。

14. 产品资质（有条件必填）

对国家实施进出口许可/审批/备案等管理的入境货物，填写本项货物必须取得的许可/审批/备案名称、编号、核销明细序号、核销数量。

（1）产品许可/审批/备案名称

对国家实施进出口许可/审批/备案管理的入/出境货物，本栏填写本项货物必须取得的许可/审批/备案名称。

（2）产品许可/审批/备案编号

本栏填写本项许可/审批/备案文件编号。

（3）产品许可/审批/备案核销明细序号

本栏填写本项许可/审批/备案文件本次核销货物序号，是许可/审批/备案附表内容。

（4）产品许可/审批/备案核销数量

本栏填写本项许可/审批/备案文件本次核销货物数/重量，是许可/审批/备案附表内容。请按货物种类及相关要求填写。

①特殊物品请填写：出入境特殊物品卫生检疫审批。

②进口整车请填写：免予强制性认证特殊用途进口汽车监测处理程序车辆一致性证书。

③进境工业品请填写：强制性产品（CCC）认证证书或免于办理强制性产品认证证书。

④进境需审批的动植物产品请填写：进境动植物检疫许可证。

⑤进口旧机电请填写：进口旧机电境外预检验证书。

⑥进口化妆品请填写：进口化妆品产品备案。

⑦进口预包装食品请填写：进口预包装食品标签备案。

其他：进出口商品免验、进口旧机电产品备案、汽车预审备案、进口涂料备案、进口化妆品产品备案、进口预包装食品标签备案、进口化妆品产品套装备案。

在 E-CIQ（Electronic China Entry-Exit Inspection and Quarantine，电子中国检验检疫）中均应在此勾选并填写相关证书名称、编号，需要核销的，如出入境特殊物品卫生检疫审批、进境动植物检疫许可证、免予办理强制性产品认证证书等，同时填写核销数量和核销明细序号，系统将在此进行校验或者核销。

15. 境外生产企业名称（选填）

填写入境货物的国外生产厂商名称，系统默认为发货商。

16. 货物规格（选填）

填写货物的规格。

17. 货物型号（选填）

填写本项报检货物的所有型号，多个型号的，以";"分隔。

18. 货物品牌（选填）

填写货物的品牌名称，中文、英文都有的，同时填写。

19. 生产日期（选填）

填写入境货物生产加工制造完毕的日期，如 2016 – 01 – 01（半角符号）。

20. 产品有效期（选填）

有质量保证期的填写质量保证的截止日期。

21. 产品保质期（选填）

有质量保证期的填写质量保证的天数，天数按照生产日期计算。

22. 生产批号（选填）

填写本批货物的生产批号，多个生产批号的，以";"分隔。

23. 成分/原料（选填）

填写本项货物含有的成分、货物原料。

24. 危险货物和包装信息（有条件必填）

列入国家《危险化学品目录》的危险品税号应填写此栏内容，如为危险品则填写 UN 编码、危险货物名称、危包类别及包装规格；如为非危险品，则勾选"非危险化学品"项。

（三）集装箱信息

"箱货对应关系"中已有的信息，系统可自动提取。

1. 集装箱规格（选填）

填写入境货物集装箱规格。

2. 集装箱数量（选填）

填写各种规格集装箱的数量。

3. 集装箱号码（选填）

填写每个规格集装箱对应的集装箱号码。

4. 拼箱标识（选填）

报检货物装运集装箱为拼箱时点选。

（四）基本信息（其他）

1. 贸易方式（必填）

选择正确的贸易方式，每一份报检单只允许填报一种贸易方式。

贸易方式应按照"出入境检验检疫贸易方式代码表"填写。

请注意对于特殊贸易方式的勾选：

（1）保税库入出的货物，需选择"24 保税区进出区货物"；

（2）原产中国从国外退运的货物报检时，需选择"27 退运货物"；

（3）北京地区国际展览会、交易会、技术交流会或其他类似活动中供展示或使用的入境展览品，需选择"30 展览品"；

（4）进境或运出境维护修理的物品，需选择"35 修理物品"；

（5）外航飞机配餐用货物，需选择"36 外航公务货"；

（6）外国企业和其他经济组织常驻机构、外国民间经济贸易团体常驻机构、外国常驻新闻机构以及其他外国常驻机构进口，供自用且数量合理的办公用品及交通工具，需选择"37 常驻机构公用"；

（7）进口货物经海关征税放行后，发现货物残损、缺少或品质不良，而由国外承运人、发货人或保险公司免费补偿或更换的同类货物，需选择"38 无代价抵偿"；

（8）入境军品，需选择"40 军事装备"；

（9）机场及机上销售、免税外汇商品的免税商品，需选择"41 免税品"。

2. 合同号（选填）

填写对外贸易合同、订单的号码。企业未签订合同的，在此项注明无合同及原因，如"长期客户无合同"。

3. 特殊通关模式（选填）

填写企业申请享受的特殊通关政策，包括转关、制定口岸、直通场站等。

4. 特种业务标识（选填）

用于标识需要特别说明的业务，如奥运、亚运、救灾物资等，可选项为国际赛事、特殊进出军工物资、国际援助物资、国际会议。

5. 运输方式（必填）

选择货物实际进境的运输方式。运输方式包括水路运输、铁路运输、公路运输、航空运输、旅客携带、管道运输、其他运输。海铁联运、海陆联运等多式联运的填写"其他运输"。从特殊监管区输出的，据实选择。

6. 运输工具名称、运输工具号码（选填）

填写运输货物的有独立动力装置的交通工具名称及号码。

7. 贸易国别（必填）

外贸合同中卖方所属的国家或地区。

8. 提货单号（D/O 单号）（必填）

填写入境货物的提货单或出库单号码。当运输方式为"航空运输"时提货单号为选填项，为其他运输方式时提货单号为必填项。

9. 提单/运单号（必填）

填写入境货物的提单/运单号的总单号或直单号。有多程提单的，应同时填写，用"；"分隔。

10. 分运单号（选填）

填写入境货物的提单/运单号的分运单号。

11. 启运国家（必填）

选择入境货物启始发出直接运抵我国或者在运输中转国家（地区）未发生任何商业性交易的情况下运抵我国的国家（地区），对在运输中转国家（地区）发生商业性交易的，则以该运输中转国家（地区）为"启运国家（地区）"。货物来自境内特殊监管区域（含保税港区、监管仓等）的，据实选择。

12. 启运口岸（必填）

选择货物随运输工具离开的第一个离境口岸。特殊监管区（含保税港区、监管仓等）的，据实选择。

启运口岸按照《中国及世界主要海运贸易港口代码》填写，可使用中文，以英文名称为准。

13. 启运日期（必填）

填写装载入境货物的运输工具离开启运口岸的日期。

14. 经停口岸（选填）

货物运输中曾经停靠的外国口岸，按照"国际口岸代码表"填写。

15. 入境口岸（必填）

选择入境货物从运输工具卸离的第一个境内口岸。从特殊监管区输出的，填写具体特殊监管区名称；旅客进境携带物报检的，入境口岸为旅客进境的口岸名称。

16. 随附单据（必填）

选择随附的各类证明、凭单和其他证据文件。系统实现自动校验的，填写证书编号。

（1）兽医卫生证书、植物检疫证书、动物检疫证书、卫生证书；

（2）随车检验单、进口旧机电产品免装运前预检验证明书、农业转基因生物安全证书或相关批准文件、农业转基因生物标识审查认可批准文件；

（3）农业农村部饲料及饲料添加剂许可文件请勾选"其他相关许可/审批文件"后填写；

（4）废物原料装运前检验证书、固体废物进口许可证、3C证书及免办证明、动植物检疫许可证等。

17. 所需单证（选填）

选择需要向检验检疫机构申请出具的单证类型，并注明所需单证的正、副本数量。

18. 货物存放地点（必填）

填写报检货物的存放地点。

19. 报关海关（选填）

选择报关地所在的海关，原则上填写现场海关机构代码，无法确定的可填写报关地直属海关机构代码。

20. 标记及号码（必填）

填写本批货物实际的标记及号码内容，应与合同、发票、提单等有关外贸单据保持一致。标记及号码不能在系统中输入或者输入不全的，应点击"附页"，并上传无法手工在计算机系统录入的标记及号码图案或内容。无标记号码的输入"N/M"。

21. 特殊要求（选填）

填写合同、信用证中与检验检疫有关的特殊要求或检验检疫机构要求在此栏输入的内容。

22. 关联报检号（选填）

填写与本批货物相关的报检号，多个报检号的，用"；"分隔。

23. 关联理由（选填）

选择关联报检号的关联理由，可选项为：①换证凭单/条超过有效期、进口复出口；②出口复进口；③出境预检、登检换证、与其他报检批拼箱、保税出库、进口车辆换证。

24. 报检地（必填）

选择报检地检验检疫机构。在报检地申报并提交报检单和随附单据。

25. 领证地（必填）

选择领证地检验检疫机构。企业可在领证地领取检验检疫单证及通关单。

26. 目的地（必填）

选择本批货物预定最终抵达的交货地，具体到县级行政区名称。

27. 目的机构（有条件必填）

选择目的地检验检疫机构，当目的地为外地时，为必填项。

28. 口岸机构（必填）

选择入境口岸所在地检验检疫机构。口岸机构为原"施检机构"。

29. 口岸部门（必填）

选择实施检验检疫的部门。

30. 原箱运输标识（选填）

勾选是否原集装箱原箱运输。

31. 到货日期（必填）

填写装载入境货物的运输工具预计抵达卸货口岸的日期。

32. 卸毕日期（选填）

填写入境货物预计从运输工具卸离的日期。

33. 索赔截止日期（选填）

填写外贸合同、信用证等外贸单证所规定的入境货物不合格对外索赔要求的截止日期。

34. 海关注册号（选填）

填写收货人在海关备案注册取得的编号。当报检收货人代码为特殊报检单位编号并申请出具通关单时，该项目为必填项。

35. 使用人（选填）

填写入境货物销售、使用单位的检验检疫备案登记编号、名称、联系人及电话。填写固定电话的，应填写区号。

三、入境货物报检单

入境货物报检单如图 3-9 所示。

中华人民共和国出入境检验检疫
入境货物报检单

报检单位（加盖公章）					*编号		
报检单位登记号		联系人		电话		报检日期	
收货人	（中文）			企业性质（画"√"）		□合资□合作□外资	
	（外文）						
发货人	（中文）						
	（外文）						

货物名称（中/外文）	H.S.编码	原产国（地区）	数/重量	货物总值	包装种类及数量

运输工具名称号码			合同号	
贸易方式		贸易国别（地区）	提单/运单号	
到货日期		启运国家（地区）	许可证/审批号	
卸毕日期		启运口岸	入境口岸	
索赔有效期至		经停口岸	目的地	
集装箱规格、数量及号码				
合同订立的特殊条款 以及其他要求			货物存放地点	
			用途	

随附单据（画"√"或补填）		标记及号码	*外商投资财产（画"√"）	□是□否
□合同	□到货通知		*检验检疫费	
□发票	□装箱单			
□提/运单	□质保书		总金额 （人民币元）	
□兽医卫生证书	□理货清单			
□植物检疫证书	□磅码单		计费人	
□动物检疫证书	□验收报告			
□卫生证书	□		收费人	
□原产地证	□			
□许可/审批文件	□			

报检人郑重声明：	领取证单	
1. 本人被授权报检。	日期	
2. 上列填写内容正确、属实。		
签名：_____	签名	

注：有"*"号栏由出入境检验检疫机关填写。

图3－9　入境货物报检单

简单实训

请根据所提供的单据判断入境货物报检单有关内容填制的正误（见报检单上标注的题号）。

SALES CONTRACT

No.：2016FJKDIK－WH

Date：Aug. 10，2016

The Buyer：TIANJIN WUHE IMP/EXP CO.，LTD.

The Seller：ABC FOODSTUFFS CORPORATION HONGKONG

This contract is made by and between the Seller and the Buyer，whereby the Seller agrees to sell and the Buyer agrees to buy the under mentioned goods according to the terms and conditions stipulated below：

1. Name of Commodity：BANANA

2. Quantity：35000KGS/1100 Cartons

3. Unit Price：USD20/CTN

4. Amount Total：USD22000

5. Packing：In Carton

6. Port of Loading：Manila

7. Port of Destination：Tianjin Port

8. Date of Shipment：Before Nov. 30，2016/By Vessel

9. Terms of Payment：T/T

10. Shipping Mark：WUHE

　　　　　　MADE IN THE PHILIPPINES

The Buyer　　　　　　　　　　　　　　　　　　　　　　　　　The Seller

BILL OF LADING

CONSIGNOR：ABC FOODSTUFFS CORPORATION HONGKONG	OUR BOOK NO. :COSGH 89D	B/L NO. :COSU9938HJCU
CONSIGNEE：TIANJIN WUHE IMP/EXP CO.，LTD. NO. 5 SHANGHAI ROAD, TIANJIN, CHINA	REMARKS：	
NOTIFY：TIANJIN YUDU COMMERCIAL TRADE CO.，LTD.		

PORT OF LOADING	VESSEL	VOYAGE NO. :	FLAG：
MANILA	EAST RIVER	419E	DENMARK

PORT OF DISCHARGE：TIANJIN XINGANG CHINA VIA INCHON	PLACE OF DELIVERY：

MARK	NO. OF PKGS	DESCRIPTION OF GOODS	GROSS WEIGHT	MEASUREMENT

CONTAINER NO. SEAL NO.

1 × 20 HLXU5141889/08923 400 CTNS 35000KGS

1 × 40 HLXU5133002/08924 700 CTNS

_____WUHE_____ PHILIPPINES BANANA CONTRACT NO.：2016FJKDIK – WH

MADE IN THE PHILIPPINES

PACKING：IN CARTON

DATE：OCT. 23，2016　　　　　　　　　　ORIENT CO.，LTD.

BY _____　　　　　　　　　　　　BY _____

1. 该批货物提单号是"LCAII25 – 2016"。　　　　　　　　　　　　　（　）
2. 该批货物的航次号是"1207H"。　　　　　　　　　　　　　　　　（　）
3. 该批货物的原产国是智利。　　　　　　　　　　　　　　　　　　（　）
4. 该批货物唛头是"CTN1 – 200"。　　　　　　　　　　　　　　　　（　）
5. 该批货物是从智利直航至中国。　　　　　　　　　　　　　　　　（　）
6. 该批货物报检时须提供木质包装熏蒸证书。　　　　　　　　　　　（　）
7. 红酒的检验检疫类别是"R/S"，表示其进境时需实施动植物检疫和卫生检疫。　　　　　　　　　　　　　　　　　　　　　　　　　　　　　　　（　）
8. 该批货物报检员除按规定提供相关单证外，还应提供产品中文标签样张和外文原标签及翻译件。　　　　　　　　　　　　　　　　　　　　　　　　（　）
9. 该批货物报检时需提供出入境食品包装备案书。　　　　　　　　　（　）
10. 该批货物报检时，"用途"一栏可填写"××××"。　　　　　　　（　）

📎 **巩固提升**

一、知识题

（一）单项选择

1. 以下入境商品无须办理检疫审批手续的是（　）。

A. 苹果　　　　　　B. 牛肉　　　　　　C. 鲜奶　　　　　　D. 马铃薯细粉

2. 进口旧机电产品运抵使用地后，向检验检疫机构申报检验的时限为（　　）。

A. 运抵之日起 6 个工作日内　　　B. 运抵之日起 20 个工作日内

C. 通关之日起 20 个工作日内　　　D. 企业自行验收完毕 6 个工作日内

3. 以下关于进口肉类产品的表述，不正确的是（　　）。

A. 必须事先取得进境动植物检疫许可证

B. 必须从中华人民共和国海关总署指定的口岸进境

C. 境外生产企业应事先向中华人民共和国海关总署备案

D. 收货人的进口和销售记录应至少保存两年

4. 来自动植物疫区的，装载动植物、动植物产品和其他检验检疫物的，以及箱内带有植物性包装物或铺垫材料的集装箱，应实施（　　）。

A. 卫生检疫　　　B. 采样送检　　　C. 防疫消毒　　　D. 动植物检疫

5. 入境集装箱被发现有不符合检验检疫要求而需要实施卫生除害处理的，检验检疫机关应先签发（　　）。

A. 检验检疫处理通知书　　　B. 检验检疫情况通知单

C. 熏蒸/消毒证书　　　D. 集装箱检验检疫结果单

6. 以下所列入境货物，应实施装运前检验的是（　　）。

A. 可用作原料的固体废物　　　B. 大宗散装货物

C. 易腐烂变质货物　　　D. 危险化学品

7. 检验检疫机构对向我国境内出口食品的出口商实施（　　）。

A. 强制性认证管理　　　B. 备案登记管理

C. 注册登记管理　　　D. 许可证管理

8. 关于出境快件报检的表述，正确的是（　　）。

A. 由快件发货人在货物产地办理报检手续

B. 由快件发货人在货物离境口岸办理报检手续

C. 由快件运营人在货物产地办理报检手续

D. 由快件运营人在货物离境口岸办理报检手续

9. 以下进口货物，应在收货人所在地检验检疫机构申请检验的是（　　）。

A. 新鲜水果　　　B. 散装无烟煤

C. 需要进行安装调试的机电仪器　　　D. 口岸卸货时发现残损的起重机

10. 我国的法律法规规定，受入境检疫的船舶必须按照规定悬挂检疫信号等候查验，夜间悬挂红灯三盏表示（　　）。

A. 本船没有染疫，请发给入境检疫证　　B. 本船有染疫嫌疑，请即刻实施检疫

C. 本船有染疫，请即刻实施检疫　　　D. 本船染疫严重，请采取隔离措施

（二）多项选择

1. 来自动植物疫区的入境集装箱，有下列情况之一的应实施动植物检疫（   ）。

A. 箱内装载着动植物的

B. 箱内带有植物性包装物或铺垫材料的

C. 箱内装载着动植物产品和其他检验检疫物的

D. 箱内装载着生物制品等特殊物品的

2. 集装箱在入境前、入境时和过境时，应由（   ）向入境口岸检验检疫机关报检，未经检验检疫机构许可，集装箱不得提运或拆箱。

A. 货主   B. 代理人   C. 承运人   D. 发货人

3. 进口汽车在口岸检验检疫机构报检时提供的单据有（   ）。

A. 列明车架号的装箱单

B. 强制性产品认证证书

C. 非 CFCS 为制冷工质的汽车空调器压缩机的证明

D. 进口机动车辆随车检验单

4. 报检进口化妆品时应提供的标签相关资料包括（   ）。

A. 中文标签样张   B. 外文原标签及翻译件

C. 化妆品功效原理说明   D. 化妆品成分配比

5. 入境转基因大米报检时需提供（   ）。

A. 进境动植物检疫许可证

B. 原产地证书

C. 农业转基因生物安全证书

D. 农业转基因生物标识审查认可批准文件

6. 以下所列，需办理特殊物品检疫审批手续的有（   ）。

A. 土壤   B. 人体组织   C. 转基因产品   D. 生物组织

7. 报检出口玩具应提供（   ）。

A. 出口玩具注册登记证书

B. 货物符合国外客户的声明

C. 实验室出具的检测报告

D. 使用新材料的，应提供生产商的安全保证书

8. 某公司进口一批动物源性饲料添加剂，报检时须提供的单据应包括（   ）。

A. 进境动植物检疫许可证   B. 输出国家或地区官方检疫证书

C. 进口饲料和饲料添加剂产品登记证   D. 标签审核证书

9. 报检进口可用作原料的固体废物时需提供（　　）。

　　A. 国外供货商注册登记证书　　　　B. 装运前检验证书

　　C. 废物原料进口许可证　　　　　　D. 国外官方卫生检疫证书

10. 浙江某进出口公司进口一批成套设备，从上海口岸入境，运抵湖南长沙一工厂进行安装调试后投入使用，关于该批货物的报检，以下表述正确的有（　　）。

　　A. 应向浙江检验检疫机构申请入境一般报检

　　B. 应向上海检验检疫机构申请入境流向报检

　　C. 应在海关放行后 20 日内向上海检验检疫机构申请检验

　　D. 应在海关放行后 20 日内向长沙检验检疫机构申请检验

（三）判断

1. 进口原木不带树皮的，国外官方出具的植物检疫证书中应做出声明。　（　　）

2. 进口预包装食品的标签、说明书应当载明食品的原产地以及境外生产商的名称、地址、联系方式。　（　　）

3. 进口货物取得入境货物通关单后方可销售或使用。　（　　）

4. 进口活动物的收货人应凭进境动植物检疫许可证申请临时隔离检疫场备案。（　　）

5. 进口肉类和水产品均应在取得《入境货物检验检疫证明》后，方可生产、加工、销售和使用。　（　　）

6. 报检单的"报检人郑重声明"一栏须由报检员手签。　（　　）

7. 进口涂料报检时须提供《进口涂料备案书》。　（　　）

8. 输入植物、种子、种苗或种畜、禽及其他繁殖材料的，应在入境前 7 天报检。

（　　）

9. 进口食品添加剂、食品包装材料、食品用工具设备都属于"进口食品"的报检范畴。　（　　）

10. 某公司输入一批动物疫苗，该公司应在货物入境前 20 天报检。　（　　）

二、技能题

1. 杭州 A 厂以进料加工方式从韩国 B 公司采购了一批 DVD（检验检疫类别 L. M/N），共 510 台，51000 美元。货物从宁波口岸报关进口。A 厂使用该批货物生产了 500 台带 DVD 的液晶电视机（检验检疫类别 L. M/N），货值 150000 美元，在工厂装一个 40 尺集装箱后，从上海口岸报关出口埃及。

（1）A 厂应根据有关规定事先办理（　　）。

　　A. 自理报检单位备案登记　　　　　B. 出口小家电生产企业登记

C. 出口商品质量许可　　　　　　　D. 进出口商品免检

（2）关于该批 DVD，以下表述正确的有（　　）。

A. 无须办理强制性产品认证　　　　B. 可免予办理强制性产品认证

C. 应实施监督装载　　　　　　　　D. 应实施进口商品检验

（3）以下表述正确的有（　　）。

A. 该批 DVD 应在宁波申请入境一般检验

B. 该批 DVD 应在杭州申请检验

C. 该批液晶电视机应在杭州申请出境预检

D. 该批电视机应在上海申请检验

（4）以下单据，在报检液晶电视机时必须提供的有（　　）。

A. 合同　　　　　　　　　　　　　B. 装箱单

C. 强制性产品认证书　　　　　　　D. 型式试验确认书

（5）A 厂在杭州报检液晶电视机时，应申请出具（　　）。

A. 换证凭单或电子转单　　　　　　B. 通关单

C. 转运前检验证书　　　　　　　　D. 品质证书

2. 北京 K 制造公司委托上海 X 机械设备进出口公司与美国 M 贸易公司签订贸易合同，从中国香港进口一台美国产数控钻床（检验检疫类别 M/N）。货物从天津口岸入境。X 公司委托天津 Y 代理报检公司办理报检手续。

（1）以下表述正确的有（　　）。

A. 该批货物应在天津申请入境货物通关单

B. 该批货物应在北京申请检验

C. 该批货物应在美国实施装运前检验

D. 该批货物应在中国香港实施装运前检验

（2）关于入境货物报检单的填制，正确的有（　　）。

A. 收货人填写 K 公司　　　　　　　B. 收货人填写 Y 公司

C. 发货人填写 X 公司　　　　　　　D. 报检单位填写 Y 公司

（3）关于入境货物报检单的填制，正确的有（　　）。

A. 原产国（地区）填写美国　　　　B. 启运国家（地区）填写香港

C. 贸易国别（地区）填写美国　　　D. 目的地填写天津

（4）以下表述正确的有（　　）。

A. X 公司应在天津办理自理报检单位备案

B. X 公司应在上海办理自理报检单位备案

C. Y 公司应在天津办理代理报检企业注册登记，在上海办理异地备案

D. M 公司应向中华人民共和国海关总署办理注册登记

（5）以下表述正确的有（ ）。

A. 应在天津申请签发入境货物检验检疫证明

B. 应在北京申请签发入境货物检验检疫证明

C. 领取入境货物检验检疫证明后，不能申请其他检验检疫证单

D. 领取入境货物通关单后，K 公司即可安装使用该设备

3. 某公司进口一批冻猪肉（检验检疫类别 P. R/Q. S），货物在中国香港地区转船，请根据给出的单据对各题做出判断。

BILL OF LADING

CONSIGNOR： ABC TRADING CO.，LTD. LONG BEACH，USA	OUR BOOK NO.： ABC 123456		B/L NO.： QJ2323456
CONSINGNEE：DDE SHIPPING CO.，LTD. 233QUEEN AVENUE，HONG KONG，CHINA	REMARKS：		
NOTIFY PARTY： AS CONSIGNEE			
PORT OF LOADING： SAN FRANCISCO	VESSEL： NEW STAR	VOYAGE NO.： 407E	FLAG： CANADA
PORT OF DISCHARGE： HONG KONG，CHINA		PLACE OF DELIVERY： SHANGHAI，CHINA	

MARK	NO. OF PKGS	DESCRIPTION OF GOODS	GROSS WEIGHT	MEASUREMENT
N/M	1000CARTONS		26000KGS	30. 600CBM

FROZEN PORK H. S. 020321

25KGS NET PER CARTON -18℃

CONTRACT NO.： RE010203

1 ×40' CONTAINER ONLY

COSU2376567/981263

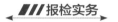

续 表

| FREIGHT PAID | | NO. OF ORIGINAL （3） |

PLACE AND DATE OF ISSUE：SAN FRANCISCO OCT. 10, 2016

MASTER FORWARD （CHINA） CO. , LTD.

LADEN ON BOARD：OCT. 10, 2016

BILL OF LADING

CONSIGNOR： DDE SHIPPING CO. , LTD. 233QUEEN AVENUE, HONG KONG, CHINA	OUT BOOK NO. :	B/L NO. : YLDQ3898980
CONSIGNEE： FFG FOODSTUFF IMP&EXP （BEIJING） CO. , LTD. 175 CHANG'AN STREET, BEIJING, CHINA	REMARKS：	
NOTIFY PARTY： HHI FOODSTUFF CO. , LTD. TEL：021－85607878 FAX：021－85607979		

PORT OF LOADING： HONG KONG	VESSEL： SEA EXPRESS	VOYAGE NO. : 230E	FLAG： CHINA

PORT OF DISCHARGE： SHANGHAI, CHINA		PLACE OF DELIVERY： SHANGHAI, CHINA	

MARK	NO. OF PKGS	DESCRIPTION OF GOODS	GROSS WEIGHT	MEASUREMENT
N/M	1000 CARTONS		26000KGS	30. 600CBM
		FROZEN PORK 25KGS NET PER CARTON －18℃		
	1×40' CONTAINER ONLY COSU2376567/356338			

| FREIGHT PAID | | NO. OF ORIGINAL （3） |

PLACE AND DATE OF ISSUE：SAN FRANCISCO OCT. 10, 2016

MASTER FORWARD （CHINA） CO. , LTD.

LADEN ON BOARD：OCT. 10, 2016

（1）该批货物须在 2016 年 10 月 10 日至 11 月 15 日办妥检疫审批手续。

（2）办理检疫审批申请时，入境口岸应填写中国香港。

（3）检疫审批的申请人应为"ABC TRADING CO.，LTD."。

（4）入境货物报检单的发货人一栏应填写"DDE SHIPPING CO.，LTD."。

（5）入境货物报检单的 H. S. 编码一栏应填写 020321。

（6）入境货物报检单的启运国家一栏应填写美国。

（7）入境货物报检单的集装箱规格数量及号码一栏应填写 1×40'冷藏集装箱 CO-SU2376567。

（8）报检时无须提交第一份单据。

（9）报检时应提交中华人民共和国海关总署认可的公司出具的预检证书。

（10）从单据有关内容来看，该批货物总值不是 FOB（Free on Board，船上交货）价。

模块四 出境报检

学习目标

知识目标：1. 了解出境货物报检分类；

2. 掌握出境货物报检的特殊要求；

3. 理解出境集装箱报检要求；

4. 了解出境交通运输工具的报检要求；

5. 理解出境快件的报检要求；

6. 了解出境邮寄物的报检要求；

7. 掌握出境货物报检单的填制规范。

技能目标：1. 能够正确准备出境货物报检的随附单证并办理报检手续；

2. 能够办理出境集装箱的报检手续；

3. 能够办理出境快件、邮寄物的报检手续；

4. 能够正确填写出境货物报检单。

任务一 出境货物报检

任务导入

深圳某贸易公司出口到美国的一批大理石板材，由于货主嫌麻烦，在出口前没有将其用作承载大理石板材的木质包装按照检验检疫部门的要求报检、加施"IPPC"（*International Plant Protection Convention*，《国际植物保护公约》）标识。结果，货物到达美国口岸后，美国检验检疫部门做出货物退运出境处理。货物辗转近4个月后，又原封不动回到深圳，因此造成了不必要的贸易纠纷和经济损失。那么，出境货物报检有哪些具体要求呢？

✏️ **相关知识**

一、出境货物一般报检要求

（一）报检分类

法定检验检疫的出境货物报检可分为出境一般报检、出境换证报检、出境预检报检。

1. 出境一般报检

出境一般报检是指法定检验检疫出境货物的货主或其代理人，持有关单证向产地检验检疫机构申请检验检疫以取得出境放行证明及其他单证的报检。对于出境一般报检的货物，检验检疫合格后，在当地海关报关的，由产地检验检疫机构签发出境货物通关单，货主或其代理人持出境货物通关单向当地海关报关；在异地海关报关的，由产地检验检疫机构签发出境货物换证凭单或换证凭条，货主或其代理人持出境货物换证凭单或换证凭条向报关地的检验检疫机构申请换发出境货物通关单。对经检验检疫合格的符合出口直通放行条件的货物，产地检验检疫机构直接签发出境货物通关单，货主或其代理人凭出境货物通关单直接向报关地海关办理通关手续，无须再凭产地检验检疫机构签发的出境货物换证凭单或换证凭条到报关地检验检疫机构换发出境货物通关单。出境一般报检流程如图 4－1 所示。

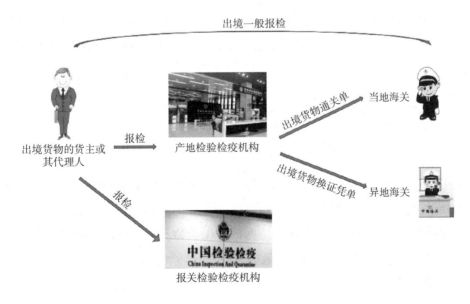

图 4－1 出境一般报检流程

2. 出境换证报检

出境换证报检是指经产地检验检疫机构检验检疫合格的法定检验检疫出境货物的货主或其代理人，持产地检验检疫机构签发的出境货物换证凭单或换证凭条向报关检验检疫机构申请换发出境货物通关单的报检。对于出境换证报检的货物，报关地检验检疫机构按照中华人民共和国海关总署规定的抽查比例进行查验。

3. 出境预检报检

出境预检报检是指货主或其代理人持有关单证向产地检验检疫机构申请对暂时还不能出口的货物预先实施检验检疫，预检报检的货物经检验检疫合格的，检验检疫机构签发出境货物换证凭单，正式出口时，货主或其代理人可在检验检疫有效期内持此单向检验检疫机构申请办理放行手续。出境货物换证凭单的有效期以单据上标明的有效期为准。申请预检报检的货物须是经常出口、非易燃易爆、非易腐烂变质的商品。

（二）报检时限和地点

一般情况下，属于法定检验检疫的出境货物，货主或其代理人最迟在出境报关或装运前 7 天报检，对于个别检验检疫周期较长的货物，应留有相应的检验检疫时间。需做熏蒸消毒处理的，应在出境前 15 天报检。关于法定检验检疫货物，原则上应向产地检验检疫机构报检并由产地检验检疫机构实施检验检疫。

（三）报检时应提供的单证

出境货物报检时，应填制出境货物报检单，并提供合同、信用证（以信用证方式结汇时提供）、发票、装运箱单等必要的凭证及其他检验检疫机构要求提供的特殊单证。

二、出境货物报检的特殊要求

（一）出境动物及动物产品

我国是一个农业大国，畜牧、水产等养殖业在我国农业生产中占有举足轻重的地位，动物及动物产品的对外贸易情况直接影响着我国养殖业以及农业的发展。做好出境动物及动物产品的检验检疫工作，是保证我国动物及动物产品在国际市场竞争中处于优势地位，促进我国农业外向型发展的需要。

1. 出境动物

（1）报检范围

动物是指饲养、野生的活动物，如畜、禽、兽、蛇、龟、鱼、虾、蟹、贝、蚕、蜂等；动物产品是指来源于动物的经加工或者虽经加工但仍有可能传播疫病的产品，如生皮张、毛类、肉类、脏器、油脂、动物水产品、奶制品、蛋类、血液、精液、胚胎、骨、蹄、角等。

（2）报检时间和地点

①需隔离检疫的出境动物，货主或其代理人应在出境前 60 天向启运地检验检疫机构预报检，隔离前 7 天向启运地检验检疫机构正式报检。

②出境观赏动物（观赏鱼除外），应在出境前 30 天到出境口岸检验检疫机构报检。

③出境野生捕捞水生动物的货主或者其代理人应当在水生动物出境前 3 天向出境口岸检验检疫机构报检。

④出境养殖水生动物（包括观赏鱼）的货主或者其代理人应当在水生动物出境前 7 天向注册登记养殖场、中转场所在地检验检疫机构报检。

（3）报检应提供的单证

基本单证：出境货物报检单，合同、信用证（以信用证方式结汇时提供）、发票、装箱单等有关外贸单证。

特殊单证：

①观赏动物：应提供贸易合同或展出合约、产地检疫证书。

②输出国家规定的保护动物，应有国家濒危物种进出口管理办公室出具的许可证。

③非供屠宰用的畜、禽：应有农牧部门出具的品种审批单。

④实验动物：应有中国生物工程开发中心的审批单。

⑤实行检疫监督的输出动物：须出示生产企业的输出动物检疫许可证。

⑥野生捕捞水生动物应提供下列单证：

● 所在地县级以上渔业主管部门出具的捕捞船舶登记证和捕捞许可证；

● 捕捞渔船与出口企业的供货协议（应有捕捞船只负责人签字）；

● 检验检疫机构规定的其他单证。

进境国家或者地区对捕捞海域有特定要求的，报检时应当申明捕捞海域。

⑦养殖水生动物：应当提供《出境水生动物养殖场/中转场检验检疫注册登记证》（复印件），并交验原件。

（4）报检中应注意的问题

①国家对出境动物实行生产企业注册制度，所有出境的动物都必须来自经检验检疫机构注册的生产加工企业。

②出境水生动物的其他规定。

● 除捕捞后直接出口的野生捕捞水生动物外，出境水生动物必须来自注册登记养殖场或者中转场。

• 注册登记养殖场、中转场应当保证其出境水生动物符合进口国或者地区的标准或者合同要求，并向出口商出具《出境水生动物供货证明》。

• 中转场须凭注册登记养殖场出具的《出境水生动物供货证明》接收水生动物。

• 出境水生动物必须凭产地检验检疫机构出具的《动物卫生证书》或《出境货物换证凭单》及检验检疫封识进入中转场。在中转场内不得将不同来源的水生动物混合拼装。凡是在口岸中转场内改变包装的、出境前变更输入国家或地区的、超过规定有效期的，必须重新向口岸检验检疫机构报检。

2. 出境野生动物及其制品

（1）报检范围

①珍贵、濒危的陆生、水生野生动物和有益的或者有重要经济、科学研究价值的陆生野生动物。

②列入《国家重点保护野生动物名录》的国家一级、二级保护野生动物和列入《濒危野生动植物种国际贸易公约》附录一、附录二的野生动物，以及驯养繁殖的上述物种。

③含有《进出口野生动植物种商品目录》所列野生动物成分的中成药。

④国家重点保护的和我国参加的国际公约限制出口的野生动物产品，包括其皮张、羽毛、掌骨、器官等。

⑤列入《进出口野生动植物种商品目录》的动物及其产品，既包括野外来源的，也包括通过人工驯养或人工繁殖获得的。

（2）报检应提供的单证

基本单证：出境货物报检单，合同、信用证（以信用证方式结汇时提供）、发票、装箱单等有关外贸单证。

特殊单证：国家濒危物种进出口管理办公室或其授权的办事处核发的濒危物种允许出口证明书或物种证明。

3. 出境肉类产品

（1）报检范围

肉类产品是指动物屠体的任何可供人类食用的部分，包括胴体、脏器、副产品以及以上述产品为原料的制品，不包括罐头产品。

（2）报检时间和地点

①发货人或者其代理人应当在出口肉类产品启运前，向出口肉类产品生产企业所在地检验检疫机构报检。

②出口肉类产品运抵中转冷库时应当向其所在地检验检疫机构申报。中转冷库所在地的检验检疫机构凭生产企业所在地的检验检疫机构签发的检验检疫证单监督出口

肉类产品入库。

（3）报检中应注意的问题

①检验检疫机构按照《出口食品生产企业备案管理规定》，对出口肉类产品的生产企业实施备案管理。输入国家或者地区对中国出口肉类产品生产企业有注册要求，需要对外推荐注册企业的，按照中华人民共和国海关总署相关规定执行。

②出口肉类产品加工用动物应当来自经检验检疫机构备案的饲养场。检验检疫机构在风险分析的基础上对备案饲养场进行动物疫病、农兽药残留、环境污染物及其他有毒、有害物质的监测。未经所在地农业行政部门出具检疫合格证明的或者疫病、农兽药残留及其他有毒、有害物质监测不合格的动物，不得用于屠宰、加工出口肉类产品。

③出口肉类产品加工用动物备案饲养场或者屠宰场应当为其生产的每一批出口肉类产品原料出具供货证明。

④存放出口肉类产品的中转冷库应当经所在地检验检疫机构备案并接受监督管理。

4. 出境水产品

（1）报检范围

在这里，水产品包括供人类食用的水生动物产品及其制品，包括水母类、软体类、甲壳类、棘皮类、头索类、鱼类、两栖类、爬行类、水生哺乳类动物等其他水生动物产品以及藻类等海洋植物产品及其制品，不包括活水生动物及水生动植物繁殖材料。

（2）报检时间和地点

出口水产品生产企业或者其代理人应当在出口前向产地检验检疫机构报检。

（3）报检应提供的单证

基本单证：出境货物报检单，合同、信用证（以信用证方式结汇时提供）、发票、装箱单等有关外贸单证。

特殊单证：生产企业检验报告（出厂合格证明）；出货清单；所用原料中药物残留、重金属、微生物等有毒、有害物质含量符合输入国家或者地区以及我国要求的书面证明。

（4）报检中应注意的问题

①检验检疫机构对出口水产品养殖场实施备案管理。出口水产品生产企业所用的原料应当来自备案的养殖场、经渔业行政主管部门批准的捕捞水域或者捕捞渔船，并符合拟输入国家或者地区的检验检疫要求。

②出口水产品备案养殖场应当为其生产的每一批出口水产品原料出具供货证明。

③检验检疫机构按照《出口食品生产企业备案管理规定》对出口水产品生产企业

实施备案管理。输入国家或者地区对中国出口水产品生产企业有注册要求，需要对外推荐注册企业的，按照中华人民共和国海关总署相关规定执行。

④出口水产品包装上应当按照输入国家或者地区的要求进行标注，在运输包装上注明目的地国家或者地区。

⑤出口水产品检验检疫有效期：

- 冷却（保鲜）水产品：7天；
- 干冻、单冻水产品：4个月；
- 其他水产品：6个月。

出口水产品超过检验检疫有效期的，应当重新报检。输入国家或者地区另有要求的，按照其要求办理。

（二）出境植物及植物产品

植物检疫是人类同自然长期斗争的产物，是农林病虫害综合防治体系中的主要环节，是植物保护和森林保护学科的重要分支，也是当今世界各国普遍实行的一项制度。它与动物检疫一起作为口岸检验检疫工作的重要环节，其目的就是通过法律、行政和技术的手段，防止危险性植物病、虫、杂草和其他有害生物的人为传播，保障农林业的安全，促进对外贸易的发展。

检验检疫机构依照《动植物检疫法》的规定，对出境植物及植物产品实施检疫。

1. 报检范围

植物是指栽培植物、野生植物及其种子、种苗及其他繁殖材料等；植物产品是指来源于植物未经加工或者虽经加工仍有可能传播病虫害的产品，如粮食、豆、棉花、油、麻、烟草、籽仁、干果、鲜果、蔬菜、生药材、木材、饲料等；其他检疫物包括植物废弃物，如垫舱木、芦苇、草帘、竹篓、麻袋、纸等废旧植物性包装物、有机肥料等。

2. 报检地点

原则上应向产地检验检疫机构报检并由产地检验检疫机构实施检验检疫。出口水果应在包装厂所在地的检验检疫机构报检。

3. 报检应提供的单证

基本单证：出境货物报检单、合同、信用证（以信用证方式结汇时提供）、发票、装箱单等有关外贸单证。

特殊单证：①出口纳入《进出口野生动植物种商品目录》管理范围的野生植物及其制品的，须提供国家濒危物种进出口管理办公室或其授权的办事处签发的濒危物种允许出口证明书或物种证明；②输往欧盟、美国、加拿大等国家或地区的出境盆景，应提供出境盆景场/苗木种植场检疫注册证；③出境水果来自注册登记果园、包装厂的，应当提供注册登记证书（复印件）；来自本辖区以外其他注册果园的，由注册果园所在地检验检疫机构出具水果产地供货证明；④供港澳蔬菜，应当提交供港澳蔬菜加工原料证明文件、出货清单以及出厂合格证明。

4. 报检中应注意的问题

（1）国家对出境种苗花卉实施基地注册登记制度，推行"公司＋基地＋标准化"管理模式。从事出境种苗花卉生产经营的企业，应向所在地检验检疫机构申请注册登记。未获得注册登记的企业，不得从事出境种苗花卉生产经营业务。来自未实施注册登记生产经营企业的种苗花卉，不准出口。

（2）对来自非注册果园、包装厂的水果，以及出境水果来源不清楚的，不准出口。

（3）对输往智利的水果，所有水果包装箱应统一用英文标注"水果种类、出口国家、产地（省或区）、果园名称或其注册号、包装厂及出口商名称"等信息。承载水果包装箱的托盘货物外表应加贴"输往智利共和国"英文标签。

（4）对输往秘鲁的柑橘，包装箱上应用英文标出产地（省份）、果园名称或其注册号、包装厂名称或注册号、"中国输往秘鲁"的字样。

（5）国家对供港澳蔬菜种植基地和供港澳蔬菜生产加工企业实施备案管理。种植基地和生产加工企业应当向检验检疫机构备案。

（三）出境食品

1. 报检范围

一切出口食品（包括各种供人食用、饮用的成品和原料以及按照传统习惯加入药物的食品），用于出口食品的食品添加剂等。

食品添加剂是指为改善食品品质和色、香、味，以及为防腐和加工工艺的需要而加入食品中的化学合成或者天然物质。

出口列入《出入境检验检疫机构实施检验检疫的进出境商品目录》的124种人类食品和动物饲料添加剂及原料产品。

2. 报检应提供的单证

基本单证：出境货物报检单、合同、信用证、发票、装箱单等有关外贸单证。

特殊单证：①生产企业（包括加工厂、冷库、仓库）的出口食品生产企业备案证明；②检验检疫机构出具的出入境食品包装及材料检验检疫结果单；③出口预包装食品的，还应提供与标签检验有关的标签样张和翻译件。

3. 报检中应注意的问题

（1）国家对出口食品的生产、加工、储存企业实施备案管理制度。

货主或其代理人向检验检疫机构报检的出口食品，须产自或储存于经国家出入境检验检疫部门备案的企业或仓库，未经备案的企业和仓库所生产或储存的出口食品，不得出口。

（2）出口食品的标签必须符合进口国（地区）的要求。

（3）对于出口至韩国的水产品，包装上应有进口国文字及英文标识，标识内容包括品名、出口国家名称、注册登记加工厂名称及注册编号，所有标识内容应清晰、醒目、持久。

（4）对申报仅用于工业用途，不用于人类食品添加剂及原料的产品，须提交贸易合同及非用于人类食品和动物饲料添加剂及原料产品用途的证明；对申报用于人类食品添加剂及原料的产品，在报检时须注明用于人类食品加工。

出口食品生产企业备案申请书如图4-2所示。

（四）出境化妆品

化妆品与人类的关系非常密切，是和人体直接接触的物质，其所含有的具有潜在危险的化学成分对人体健康会造成严重的危害。随着化妆品消费的日益增加，其安全问题也日益引起人们的关注。我国及国际上许多国家对化妆品实施检验管制，对安全和卫生要求很高，特别是对含有汞、铅等有害金属的化妆品，加以严格的限制。

1. 报检范围

列入《法检目录》及有关国际条约、相关法律与行政法规规定由检验检疫机构检验检疫的化妆品（包括成品和半成品），主要包括香水及花露水、唇用化妆品、眼用化妆品、指（趾）甲化妆品、痱子粉、爽身粉、粉（不论是否压紧）、护肤品（包括防晒油或晒黑油，但药品除外）、洗发剂（香波）、烫发剂、定型剂、其他护发品以及其他含濒危植物成分的美容品或化妆品。

2. 报检应提供的单证

基本单证：出境货物报检单、合同、信用证（以信用证方式结汇时提供）、发票、装箱单等有关外贸单证。

特殊证单：

（1）出口预包装化妆品，应提供与标签检验有关的标签样张和翻译件。

（2）首次出口的化妆品必须提供以下文件：①出口化妆品企业营业执照、卫生许可证、生产许可证、生产企业备案材料及法律与行政法规要求的其他证明。②自我声明。声明化妆品符合进口国家（地区）相关法规和标准的要求，正常使用不会对人体健康产生危害等内容。③产品配方。④销售包装化妆品成品应当提交外文标签样张和中文翻译件。⑤销售特殊用途包装化妆品成品应当提供相应的卫生许可批件或者具有相关资质的机构出具的是否存在安全性风险物质的有关安全性评估资料。⑥安全性评价资料和产品成分表（包括特殊化妆品）。上述文件提供复印件的，应当同时交验正本。

出口食品生产企业
备案申请书

申请形式 □初次申请 □延续备案 □重新申请

企业名称＿＿＿＿＿＿＿＿＿＿＿＿＿＿＿＿＿＿＿＿

产品名称＿＿＿＿＿＿＿＿＿＿＿＿＿＿＿＿＿＿＿＿

联系人＿＿＿＿＿＿＿＿＿＿＿＿＿＿＿＿＿＿＿＿

电话＿＿＿＿＿＿＿＿＿＿＿＿＿＿＿＿＿＿＿＿

申请日期＿＿＿＿＿年＿＿＿＿月＿＿＿＿日

国家认证认可监督管理委员会制

生产企业名称				
生产企业地址				
法人或授权负责人信息		电话/传真		
E-mail		邮编		
组织机构代码		营业执照编号及日期		
厂区面积	平方米			
建厂时间		最后改扩建时间、内容		
加工车间总面积	平方米	本次申请品种的车间面积		平方米
冷藏库能力	面积 平方米 容量 吨	仓库能力		面积 平方米 容量 吨
速冻库能力	面积 平方米 容量 吨	速冻机能力		吨/时
本次申请的备案产品	产品名称	注册商标	设计生产能力	主要出口国家或地区

图4－2 出口食品生产企业备案申请书

其他产品	产品名称	注册商标	设计生产能力	主要销售市场

管理负责人姓名	总负责人	生产负责人		质量管理负责人

企业人数	总人数	生产人员	质量管理人员

HACCP实施情况	实施时间	
	HACCP小组成员	

生产企业认证情况	认证种类	认证机构	证书编号	有效期限

企业基本情况

食品安全卫生控制体系运行状况	

主要生产设备	设备名称	规格型号	购置年份	运行现状	操作负责人

图4-2 出口食品生产企业备案申请书（续）

企业实验室获得资质认定的情况					
主要检验设备	设备名称	检测项目	计量检定情况	操作负责人	备注

<table>
<tr><td rowspan="1">申请人声明</td><td>

　　我申请出口食品生产企业备案，保证遵守国家出入境检验检疫法律法规的规定，提供的申请资料真实、准确，愿支付出入境检验检疫机构对本企业评审、验证、检查、监督管理等发生的合理费用。

　　随附资料包括：

　　　　　　　　　　　　　法定代表人（或授权负责人）签名：

　　　　　　　　　　　　　　　　　　　　　　　　（企业公章）

　　　　　　　　　　　　　　　　年　　月　　日

</td></tr>
<tr><td rowspan="1">检验检疫机构备案主管部门意见</td><td>

□同意接受该企业提交的申请。

□申请不符合有关规定，或不属于备案范围，审查发现企业有提交虚假材料等情况，决定不予受理。

　　经办人签名：＿＿＿＿＿　　　＿＿＿年＿＿月＿＿日
　　部门负责人签名：＿＿＿＿＿　　＿＿＿年＿＿月＿＿日

□决定由＿＿＿＿＿＿（评审组组长）、＿＿＿＿＿＿＿、＿＿＿＿＿＿＿（评审组组员）组成评审组，完成对该企业的评审工作。

　　经办人签名：＿＿＿＿＿＿＿　　　＿＿＿年＿＿月＿＿日
　　部门负责人签名：＿＿＿＿＿＿　　　＿＿＿年＿＿月＿＿日

</td></tr>
</table>

图4-2 出口食品生产企业备案申请书（续）

技术审核情况：

  一、文件审核

    □合格 □不合格

    □存在不符合项，限期整改，整改期限为   日。

  二、现场检查

    □合格 □不合格

    □存在不符合项，限期整改，整改期限为   日。

  三、HACCP 体系验证情况

    □合格 □不合格

    □存在不符合项，限期整改，整改期限为   日。

    评审组组长签名：   年 月 日

  四、不符合项整改跟踪情况

    □已经整改，合格

    □整改后仍不符合要求，不合格

    □未进行整改，不合格

    评审组组长签名：   年 月 日

直属检验检疫机构备案主管部门审查意见：

  □同意发证（换证）。

  备案证明编号：＿＿＿＿＿＿＿

  备案证明有效期：自＿＿年＿＿月＿＿日至＿＿年＿＿月＿＿日。

  □不同意发证（换证）。

  □其他：

    经办人签名：   年 月 日

    部门负责人签名：   年 月 日

直属检验检疫机构主管领导审批意见：

    领导签名：   年 月 日

图 4-2 出口食品生产企业备案申请书（续）

3. 报检中应注意的问题

(1) 出口化妆品标签必须标注如下内容：产品名称、制造者的名称和地址、生产者的名称和地址、内装物量、生产日期和保质期或者生产批号和限期使用日期、净含量、全成分表、企业所执行的国家标准、行业标准号或者经备案的企业标准号生产许可证标识和编号。

凡使用或者保存不当容易造成化妆品本身损坏或者可能危及人体健康和人身安全的化妆品、适用于儿童等特殊人群的化妆品，必须标注注意事项、警示说明和使用指南，必要时应注明满足保质期和安全性要求的储存条件等。

(2) 出口化妆品检验检疫不合格的，按如下方式处理：

①对安全、卫生指标不合格的，应在检验检疫机构监督下销毁。

②对其他项目不合格的，应在检验检疫机构监督下进行技术处理，经重新检验合格后方可出口；不能进行技术处理或者经技术处理后重新检验仍不合格的，不准出口。

(3) 来料加工全部复出口的化妆品，来料进口时，能够提供符合拟复出口国家（地区）法规或者标准的证明性文件的，可免予按照我国标准进行检验；加工后的产品，按照进口国家（地区）的标准进行检验检疫。

(五) 出境玩具

出境玩具已成为我国主要轻工出口产品之一。玩具是促进儿童增长知识、发展智力的益智产品，一般是为特定年龄组的儿童设计和制造的。儿童受智力发育的自然限制，不能识别玩具的潜在危险，不懂得如何保护自己免受伤害，因此，国际上对玩具的安全、卫生性能要求很高，许多国家制定了严格的玩具安全法规标准，并实施严格的检验管制。

玩具不仅关系到少年儿童的生命健康，而且关系到我国出口产品在国际上的形象，关系到我国对外贸易的健康发展。我国对出口玩具实施法定检验。

1. 报检范围

出口玩具的报检范围主要包括三轮车、踏板车、踏板汽车和类似的带轮玩具或玩偶车、动物玩偶、其他玩偶、缩小的电动火车模型、缩小的全套模型组件、其他建筑套件及建筑玩具、玩具乐器、智力玩具、组装成套的其他玩具、其他带动力装置的玩具及模型、玩具或模型零件等产品。

2. 报检应提供的单证

基本单证：出境货物报检单、合同、信用证（以信用证方式结汇时提供）、发票、装箱单等有关外贸单证。

特殊单证：出口玩具注册登记证书；该批货物符合输入国家或者地区的标准或

者技术法规要求的声明，输入国家或者地区的技术法规和标准无明确规定的，提供该批货物符合我国国家技术规范的强制性要求的声明；玩具实验室出具的检测报告；出口日本的玩具，须同时提供安全项目检测合格报告和能证明其产品满足日本玩具法规要求（特别是满足相关的化学项目要求）的检测报告；中华人民共和国海关总署规定的其他材料。

3. 报检中应注意的问题

（1）中华人民共和国海关总署对出口玩具产品实施出口玩具注册登记制度。

出口玩具生产企业应当按照《进出口玩具检验监督管理办法》的要求，向所在地检验检疫机构申请出口玩具注册登记。

（2）严禁在玩具的材料中使用有毒有害物质。

出口玩具在生产过程中禁止使用含有 1，4 - 丁二醇的材料。

（3）玩具出口企业在生产过程中使用新的材料时，应向检验检疫机构提供该新材料的成分表和有关物质的安全分析表（MSDS）或有关机构的毒理评估报告，同时提供进口商或品牌商对该成分的安全保证确认函。

（4）出口可充电类玩具产品时，出口企业除按要求提供产品的首件检测报告或安全项目检测报告外，还必须提供所使用电池的安全性能检测报告或者该玩具的型式试验报告，供检验检疫机构对充电电池进行安全性检测。

（5）检验检疫机构对出口玩具生产企业按照《出口工业产品生产企业分类管理办法》实施分类管理。

（6）出口玩具应当由产地检验检疫机构实施检验。出口玩具经检验合格的，产地检验检疫机构出具出境货物换证凭单；在口岸检验检疫机构进行检验的，口岸检验检疫机构直接出具出境货物通关单。出口玩具经检验不合格的，出具出境货物不合格通知单。

（7）出口玩具经产地检验检疫机构检验合格后，发货人应当在规定的期限内持出境货物换证凭单向口岸检验检疫机构申请查验。经查验合格的，由口岸检验核发机构签发出境货物通关单。货证不符的，不得出口。

未能在检验有效期内出口或者在检验有效期内变更输入国家或者地区且检验要求不同的，应当重新向检验检疫机构报检。

（六）出境木制品及木制家具、竹木草制品

根据《动植物检疫法》及其实施条例、《商品检验法》及其实施条例、《国务院关于加强食品等产品安全监督管理的特别规定》的要求，我国对出境木制品及木制家具、竹木草制品实施检验检疫监督管理。

1. 出境木制品及木制家具

（1）报检范围

《实施出口木制品及木制家具检验监管的目录》所列的出口木制品及木制家具产品。

（2）报检应提供的单证

基本单证：出境货物报检单、合同、信用证（以信用证方式结汇时提供）、发票、装箱单等有关外贸单证。

特殊单证：产品符合输入国家或地区的技术法规、标准或国家强制性标准质量的符合性声明；输入国（地区）技术法规和标准对木制家具机械安全项目有要求的，提供相关检测报告。

（3）报检中应注意的问题

①出口木制品及木制家具生产企业应建立从原料、生产环节到最后成品的质量安全控制体系。对已建立健全的质量安全控制体系并运行有效的出口企业，实施分类管理。

检验检疫机构对质量安全控制体系不健全的出口企业限期进行整改，整改期间不得报检出口；经整改达到要求的，生产企业可以报检出口，但必须接受检验检疫机构对企业体系运行的监管。

②企业应对涉及安全、卫生、环保要求的油漆、胶黏剂、人造板材、布料、皮革等原辅材料开展重金属、甲醛、阻燃性等相关项目的检测，检测不合格的不得使用；检测报告必须来自 CNAS（China National Accreditation Service for Conformity Assessment，中国合格评定国家认可委员会）认可的实验室。企业应对原辅材料建立台账，如实记录原辅料的供应商、品名、规格、数/重量、使用情况等。

2. 出境竹木草制品

（1）报检范围

出境竹木草制品包括出境的竹、木、藤、柳、草、芒等制品。

（2）报检应提供的单证

基本单证：出境货物报检单、合同、信用证（以信用证方式结汇时提供）、发票、装箱单等有关外贸单证；

特殊单证：出境竹木草制品一类、二类企业报检时应当同时提供出境竹木草制品厂检记录单。

（3）报检中应注意的问题

出境竹藤草柳制品应来自在检验检疫机构注册登记的企业。国家对出境竹木草制品及其生产加工企业实施分级分类监督管理。根据生产加工工艺及防疫处理技术指标等，竹木草制品分为低、中、高 3 个风险等级，通过对出境竹木草制品生产企业的评估考核，将企业分为一类、二类、三类 3 个类别，并根据出境竹木草制品的风险等级，结合企业类别采取不同的检验检疫监管措施。

①低风险竹木草制品：经脱脂、蒸煮、烘烤及其他防虫、防霉等防疫处理的产品。

②中风险竹木草制品：经熏蒸或者防虫、防霉药剂处理等防疫处理的产品。

③高风险竹木草制品：经晾晒等其他一般性防疫处理的产品。

（七）出境危险货物

危险货物是指具有爆炸、易燃、毒害、感染、腐蚀、放射性等危险特性，在运输、储存、生产、经营、使用和处置中容易造成人身伤亡、财产损毁或环境污染而需要特别防护的物质和物品。

目前，国家对出境危险货物，包括烟花爆竹、出境打火机和点火枪类商品等，实施法定检验。

1. 出境烟花爆竹

烟花爆竹是我国传统的出口商品，同时又属易燃易爆的危险品，在生产、储存、装卸、运输各环节极易发生安全事故。为保证其安全运输，我国对出境烟花爆竹的生产企业实施登记管理制度，出境烟花爆竹的检验和监管采取产地检验和口岸查验相结合的办法。

（1）报检范围

H. S. 编码为 3604100000 的烟花爆竹产品。

（2）报检应提供的单证

基本单证：出境货物报检单、合同、信用证、发票、装箱单等有关外贸单证。

特殊单证：出境货物运输包装性能检验结果单；出境危险货物运输包装使用鉴定结果单；生产企业对出口烟花爆竹的质量和安全做出承诺的声明；出口规格为 6 英寸[①]及以上的礼花弹产品时，在口岸查验时，需提供检验检疫机构出具的分类定级试验报告和 12 米跌落试验合格报告。

（3）报检中应注意的问题

①各地检验检疫机构对出口烟花爆竹的生产企业实施登记管理制度。

生产烟花爆竹的企业应当按照《联合国危险货物建议书规章范本》和有关法律、法规的规定生产、储存出口烟花爆竹。

②对出口烟花爆竹的检验应严格执行国家法律法规规定的标准。

---

① 1 英寸 = 0.0254 米。

对进口国以及贸易合同高于我国法律、法规规定标准的，按其标准检验；对首次出口或者原材料、配方发生变化的烟花爆竹，检验检疫机构将实施烟火药剂安全稳定性能检测。对长期出口的烟花爆竹产品，检验检疫机构每年将进行不少于一次的烟火药剂安全稳定性能检测。

③凡非本地直接出口的且以集装箱运往口岸出口的烟花爆竹，出口商应凭产地检验检疫机构签发的出境货物换证凭单到口岸检验检疫机构换领出境货物通关单。

④对在产地直接报关出口的烟花爆竹，出口商凭产地检验检疫机构签发的出境货物通关单报关。

⑤盛装出口烟花爆竹的运输包装，应当标有联合国规定的危险货物包装标记和出口烟花爆竹生产企业的登记代码标记。凡经检验合格的出口烟花爆竹，应在其运输包装明显部位加贴检验检疫机构的验讫标识。

2. 出境打火机、点火枪类商品

（1）报检范围

出境打火机、点火枪类商品，包括 H. S. 编码为 963100000 的一次性袖珍气体打火机、9613200000 的可充气袖珍气体打火机、9613800000 其他打火器等。

（2）报检应提供的单证

基本单证：出境货物报检单、合同、信用证、发票、装箱单等有关外贸单证。

特殊单证：出口打火机、点火枪类商品生产企业自我声明；出口打火机、点火枪类商品生产企业登记证；出口打火机、点火枪类商品的型式试验报告；出境货物运输包装性能检验结果单，如图 4 - 3 所示；出境危险货物运输包装使用鉴定结果单。

（3）报检中应注意的问题

①检验检疫机构对出口打火机、点火枪类商品的生产企业实施登记管理制度。

出口打火机、点火枪类商品的生产企业应向所在地的检验检疫机构提交登记申请。经审查合格的企业，由检验检疫机构颁发"出口打火机、点火枪类商品生产企业登记证"和专用的登记代码和批次号。

②企业应当按照《联合国危险货物建议书规章范本》和有关法律法规的规定生产、包装、储存出口打火机、点火枪类商品。

③对出口打火机、点火枪类商品的检验，严格执行国家法规规定的标准。

对进口国高于我国法律法规规定标准的，按进口国标准进行检验。对我国与进口国政府间有危险品检验备忘录或协议的，应符合备忘录或协议的要求。

④出口打火机、点火枪类商品上应注有检验检疫机构颁发的登记代码，其外包装须印有登记代码和批次，在外包装的明显部位要贴有检验检疫机构的验讫标识。

出境货物运输包装性能检验结果单

编号＿＿＿＿＿＿＿＿

申请人			
包装容器 名称及规格		包装容器 标记及批号	
包装容器数量		生产日期	自　年　月　日至　年　月　日
拟装货物名称		状态	比重

		拟装货物类别 （画"×"）	□ 危险货物 □ 一般货物
		联合国编号	
		运输方式	

检验检疫结果

　　按《出口商品运输包装　　　　检验规程》进行抽样，经外观检验、物理性能检验，各项指标达到检验规程要求，适合出口商品运输包装。

签字：　　　　　　日期：　　年　　月　　日

包装使用人		
本单有效期	截止于　　　年　　月　　日	

分批出境核销栏	日期	使用数量	结余数量	核销人	日期	使用数量	结余数量	核销人

说明：1. 当合同或信用证要求包装检验证书时，可凭本结果单向出境所在地检验检疫机关申请检验证书。

2. 包装容器使用人向检验检疫机关申请包装使用鉴定时，须将本结果单交检验检疫机关核实。

图4-3　出境货物运输包装性能检验结果单

　　⑤检验检疫机构对打火机、点火枪类商品的检验监管，坚持型式试验和常规检验相结合的原则。

　　在打火机、点火枪类商品首次出口或其原材料、生产工艺发生变化时，检验检疫机构将对打火机实施全项型式试验，全项型式试验必须由中华人民共和国海关总署指定的检测实验室进行。产品出口时，检验检疫机构根据型式试验合格报告进行常规检验。

⑥检验检疫机构对出口打火机、点火枪类商品的检验实施批批检验，同时对其包装实施性能检验和使用鉴定。

（八）出境木质包装

依据《动植物检疫法》及其实施条例，参照木质包装国际标准，海关总署、商务部、国家林业局（现为国家林业和草原局）联合发布了 2005 年第 4 号联合公告，并制定实施《出境货物木质包装检疫处理管理办法》。

出境货物木质包装应当按照中华人民共和国海关总署规定的检疫除害处理方法，实施检疫处理并加施"IPPC"标识。检验检疫机构对出境货物使用的木质包装实施抽查检疫的检验检疫监督管理模式。

1. 报检范围

出境货物木质包装的范围包括用于承载、包装、铺垫、支撑、加固货物的木质材料，如木板箱、木条箱、木托盘、木框、木桶、木轴、木楔、垫木、枕木、衬木等。

经人工合成或者经加热、加压等深度加工的包装用木质材料（如胶合板、纤维板等）和薄板旋切芯、锯屑；木丝、刨花等，厚度等于或者小于 6 毫米的木质材料除外。

2. 报检应提供的单证

基本单证：出境货物报检单、合同、信用证、发票、装箱单等有关外贸单证。

特殊单证：出境货物木质包装除害处理合格凭证（见图 4-4），供现场检验检疫人员查验放行和核销。

3. 报检中应注意的问题

（1）除害处理申报。出境货物木质包装在实施除害处理前应向检验检疫机构申报，经处理合格且加施标识的木质包装在出境时无须报检。标识加施企业应当将木质包装除害处理计划在除害处理前向所在地检验检疫机构申报，由检验检疫机构对除害处理过程和加施标识情况进行监督。

（2）检验检疫机构对木质包装标识加施企业的热处理或者熏蒸处理设施、人员及相关质量管理体系等进行考核，符合要求的，颁发除害处理标识加施资格证书，并公布标识加施企业名单，同时报中华人民共和国海关总署备案，标识加施资格有效期为 3 年；不符合要求的，不予颁发资格证书。未获得资格证书的，不得擅自加施除害处理标识。

出境货物木质包装除害处理合格凭证

编号：

标识加施企业 名称（盖章）			
联系人		电话	
使用企业名称			
联系人		电话	
货物名称		拟输往国家/地区	
包装种类		数量/规格	
处理结果 报告单编号			
备注：			

注：本表一式三联，第一联交使用企业，第二联交检验检疫机构备查核销，第三联标识加施企业留存。

图 4-4　出境货物木质包装除害处理合格凭证

（3）对木质包装实施除害处理并加施标识的企业，应当向所在地检验检疫机构提出除害处理标识加施资格申请并提供以下材料：①出境货物木质包装除害处理标识加施申请考核表；②工商营业执照及相关部门批准证书复印件；③厂区平面图，包括原料库（场）、生产车间、除害处理场所、成品库平面图；④热处理或者熏蒸处理等除害设施及相关技术、管理人员的资料；⑤木质包装生产防疫、质量控制体系文件；⑥检验检疫机构要求的其他材料。

（4）输入国或地区对木质包装有特殊要求的，还需符合总局规范出境货物木质包装检验检疫的相关规定。

（九）出境小型气体容器

根据《中华人民共和国进出口商品检验法》和《国际海运危险货物规则》的有关规定，检验检疫机构对海运出口危险货物小型气体容器实施检验和管理。

1. 报检范围

实施检验的海运出口危险货物小型气体容器，是指充灌有易燃气体的气体充灌容器，容量不超过 1000cm^3、工作压力大于 0.1MPa（100kPa）的气体喷雾器及其他充灌气体的容器。

2. 报检应提供的单证

基本单证：出境货物运输包装检验申请单、合同、信用证（以信用证方式结汇时提供）、发票、装箱单等有关外贸单证。

特殊单证：小型气体容器的产品标准、性能试验报告、包装件厂检合格单。

3. 报检中应注意的问题

（1）生产出口危险货物小型气体容器的生产企业应向当地检验检疫机构办理注册登记，经检验检疫机构考核合格并获得出口商品质量许可证，或取得出口商品质量体系（ISO 9000）合格证书，生产企业方可从事出口危险货物小型气体容器的生产。

（2）已获准生产出口危险货物小型气体容器的生产企业在对本企业产品检验合格后，向检验检疫机构申请海运出口危险货物小型气体容器的包装检验。

（3）对海运出口危险货物小型气体容器，检验检疫机构将按照《海运出口危险货物小型气体容器包装检验规程》及《国际海运危险货物规则》的有关要求进行性能检验，经检验合格的签发出境货物运输包装性能检验结果单。

（十）出口至塞拉利昂、埃塞俄比亚和埃及货物的装运前检验

中华人民共和国海关总署分别与塞拉利昂贸易工业和国有企业部、埃塞俄比亚贸易工业部签署了质检合作协议，与埃及贸易工业部签署了质检谅解备忘录，于 2004 年 2 月 1 日、2006 年 10 月 1 日、2009 年 5 月 1 日分别对中华人民共和国出口至塞拉利昂、埃塞俄比亚的出口产品以及出口至埃及的工业产品实施装运前检验。

1. 报检范围

出口至塞拉利昂和埃塞俄比亚的每批次价值在 2000 美元以上的所有贸易性出口产品；出口至埃及的工业产品。不仅包括列入《法检目录》范围内的商品，而且包括《法检目录》范围外的商品。

2. 报检时间和地点

买卖双方签订出口合同后，在规定的时间内，出口商或其代理人到当地检验检疫机构报检。

3. 报检应提供的单证

基本单证：出境货物报检单、合同、信用证以及相应的文件和商业单证。

4. 报检中应注意的问题

出口货物备妥后，出口商应及时通知当地检验检疫机构的检验人员实施检验。

装运前检验工作包括产品检验、价格核实和监督装载三项内容。其中，产品检验活动是对出口产品的品名、质量、数量、安全、卫生和环保等项目的检验；价格核实是对该批货物在进出口贸易活动中公平合理价值的确定，目的是为对方海关征收进口关税提供依据；监视装载或装箱是对出口货物装载过程的监督，以保证出口货物批次的相符性。

（十一）出口至伊朗工业产品的装运前检验

根据相关协议，我国自 2011 年 12 月 1 日起对本国出口伊朗列入《法检目录》内的工业产品实施装运前检验。

1. 报检范围

列入《法检目录》第 25 ~ 29 章、第 31 ~ 97 章，海关监管条件为 B，检验检疫类别为 N 的所有产品。

2. 报检应提供的单证

基本单证：出境货物报检单、合同、信用证及相关单据。

3. 报检中应注意的问题

出口伊朗工业产品实施装运前检验的内容包括产品的品质、数/重量、安全卫生项目检验及监装。

（十二）市场采购出口货物

1. 报检范围

市场采购出口货物是指出口商品发货人或者其代理人直接从国内市场上以现货方式采购，货物存放在外贸仓库或集散地，并由采购地检验检疫机构检验的出口商品。

2. 报检时限及地点

市场采购出口商品的发货人或者其代理人在对商品进行验收后，应按照《出入境检验检疫报检管理规定》的要求，向商品采购地检验检疫机构办理报检手续。

3. 报检应提供的单证

基本单证：出境货物报检单、合同、信用证、装箱单等有关外贸单证。

特殊单证：符合性声明；出口商品质量合格验收报告；商品采购票据等市场采购凭证；采购备案单位的商品的，需提供备案证明复印件质量合格验收报告和市场采购发票。

4. 报检中应注意的问题

（1）检验检疫机构对市场采购出口商品的供货单位、发货人的代理人实施备案登记制度。备案申请人应当向所在地检验检疫机构提出申请。对符合条件的申请人，检验检疫机构发放备案证明，备案证明有效期限为3年。

（2）市场采购货物不适用于食品、化妆品、压力容器和危险品。对于实施许可证管理的商品，也不得以市场采购的形式出口。

（3）市场采购出口商品实行采购地检验、口岸查验的检验监管方式。市场采购货物应在采购地检验。检验检疫机构对市场采购主体的监管，侧重于对具有固定仓储场所的外贸、货代、货运等单位的管理。

（4）市场采购出口商品应当按照进口国家（地区）技术法规、标准要求实施检验；进口国家（地区）没有技术法规、标准要求的，按照我国国家技术规范强制性要求及相关标准检验；我国没有国家技术规范强制性要求及相关标准的，按照合同或信用证约定的要求检验。合同约定的要求高于进口国家（地区）技术法规、标准要求或者我国国家技术规范强制性要求及相关标准的，按照合同约定实施检验。合同或信用证约定不明确的，按照中华人民共和国海关总署印发的《市场采购出口商品检验基本要求（试行）》进行检验。

（5）市场采购出口商品经检验合格的，检验检疫机构签发有关检验检疫单证，在单证中注明"市场采购"。

市场采购出口商品经检验不合格的，签发出境货物不合格通知单，在检验检疫机构监督下进行技术处理，经重新检验合格后，方准出口；不能进行技术处理或者经技术处理后重新检验仍不合格的，不准出口。

市场采购货物在产地检验合格后，在口岸出口时，按照"产地检验，口岸查验"的原则，由产地检验检疫机构出具出境货物换证凭单或实施电子转单，并在出境货物换证凭单或转单信息中标注为市场采购货物。

（十三）出境货物运输包装容器报检

出境货物运输包装容器主要分为出境一般货物运输包装容器、出境危险货物运输包装容器、食品包装三大类。这里只介绍前两类。

1. 出境一般货物运输包装容器

（1）报检范围

出境一般货物运输包装容器的检验，是指列入《出入境检验检疫机构实施检验检疫的进出境商品目录》及其他法律、行政法规规定须经检验检疫机构检验检疫的出口货物的运输包装容器。

目前，检验检疫机构实施性能鉴定的出境货物运输包装容器包括钢桶、铝桶、镀锌桶、钢塑复合桶、纸板桶、塑料桶（罐）、纸箱、集装袋、塑料编织袋、麻袋、纸塑复合袋、钙塑瓦楞箱、木箱、胶合板箱（桶）、纤维板箱（桶）等。

（2）报检时应提供的单证

出境货物运输包装检验申请单；生产单位出具的该批包装容器检验结果单；包装容器规格清单；客户订单及对包装容器的有关要求；该批包装容器的设计工艺、材料检验标准等技术资料。

（3）报检时应注意的问题

①出境一般货物的运输包装，必须进行性能检验，取得性能检验结果单。

②出入境货物运输包装性能检验结果单的使用：

对经鉴定合格的出口货物运输包装容器，检验检疫机构出具出入境货物运输包装性能检验结果单（以下简称性能检验结果单）。

性能检验结果单具有以下用途：出境货物生产企业或经营单位向生产单位购买包装容器时，生产包装容器的单位应提供性能检验结果单（正本）；出境货物生产企业或经营单位向检验检疫机构申请出境货物检验检疫时，应提供性能检验结果单（正本），以便检验检疫机构核销；对于同一批号、不同单位使用的或同一批号、多次装运出境货物的运输包装容器，在性能检验结果单有效期内生产包装容器的单位可凭此单向检验检疫机构申请分单。

2. 出境危险货物运输包装容器

装载危险货物的包装容器称为危险货物包装容器，被列入法定检验范围。对出口危险货物运输包装容器的检验，分为性能检验和使用鉴定两种。

检验检疫机构对出口危险货物运输包装容器实施检验，是按照《国际海运危险货物规则》《国际铁路运输危险货物规则》《国际公路运输危险货物协定》《国际空运危险货物规则》等国际危险品管理的规则进行的。

（1）报检范围

按照《商检法》的规定，为出口危险货物生产运输包装容器的企业，必须向检验检疫机构申请运输包装容器性能检验。

（2）报检时应提供的单证

出境货物运输包装检验申请单；运输包装容器生产企业的出口危险货物运输包装容器质量许可证；该批运输包装容器的生产标准；企业符合性声明；该批运输包装容器的设计工艺、材料检验标准等技术资料。

（3）报检时应注意的问题

出口危险货物运输包装容器生产企业须取得出口质量许可证，方可生产出口危险货物运输包装容器。

空运、海运、铁路运输、公路运输出口危险货物的运输包装容器，由检验检疫机构按照《国际空运危规》《国际海运危规》《国际铁路危规》《国际公路危规》的规定实行强制性检验。经检验合格，方可用于包装危险货物。

经性能检验合格的危险货物运输包装容器，由检验检疫机构出具出境货物运输包装性能检验结果单（以下简称性能检验结果单）。性能检验结果单表明所列运输包装容器经检验检疫机构检验，并符合《国际海运危规》《国际铁路危规》《国际公路危规》《国际空运危规》的规定。

性能检验结果单具有以下用途：正本供出口危险化学品的生产企业向检验检疫机构申请出口危险化学品检验时使用；正本供出口危险货物的经营单位向检验检疫机构申请出口危险货物运输包装容器的使用鉴定时使用；在性能检验结果单的有效期内，同一批号、不同使用单位的出口危险货物运输包装容器，可以凭该单向检验检疫机构申请办理分证。

中华人民共和国出入境检验检疫出境货物运输包装检验申请单，如图 4-5 所示。

简单实训

一、深圳甲食品厂从东莞乙果园购买 4000 千克鲜荔枝，加工制成 8000 个荔枝罐头，包装数量为 400 个纸箱，拟装于 1 个 20 尺冷藏集装箱从深圳口岸出口。

1. 鲜荔枝和荔枝罐头的检验检疫类别都包括（　　）。

A. RS 　　　　　　B. PR 　　　　　　C. PQ 　　　　　　D. QS

2. 以下表述正确的有（　　）。

A. 生产该批罐头的鲜荔枝应在东莞报检

B. 生产该批罐头的鲜荔枝应在深圳报检

C. 乙果园应申请出境水果果园注册登记

D. 乙果园应申请出境水果包装厂注册登记

3. 以下表述错误的有（　　）。

A. 荔枝罐头应在深圳申请检验检疫

中华人民共和国出入境检验检疫
出境货物运输包装检验申请单

日期： 年 月 日 　　　　　　　　　　　　　　　　　*编号：

申请人 （加盖公章）	（单位）		联系人	
	（地址）		电话	
包装使用人		包装容器标记及批号		
包装容器名称 及规格				
包装容器生产厂				
原产料名称及产地		包装质量许可证号		

申请项目（画"√"）　□危包性能　□危包使用　□一般包装性能　□食品包装　□

数　量		包装容器编号	
生产日期		存放地点	

危包性能检验结果单号

运输方式（画"√"）　□海运　□空运　□铁路　□公路　□

拟装货物名称及形态		密度		
拟装货物单件毛重		单件净重		联合国编号

装运口岸		提供单据（画"√"）	□合同　□信用证　□厂检单□
装运日期		集装箱上箱次装货名称	
输往国家		合同、信用证等对包装的特殊要求	*检验费

分证单位 及数量		合同、信用证等对包装的特殊要求	总金额 （人民币元）	
			计费人	
			收费人	

申请人郑重声明： 　　上列填写内容正确属实，并承担法律责任。 　　　　　　　　　　　签名：	领取单证	
	日期	
	签名	

注：有"＊"号栏由出入境检验检疫机关填写。

图4-5　出境货物运输包装检验申请单

B. 甲食品厂应办理检验审批手续

C. 甲食品厂应申请出口食品卫生注册登记（备案）

D. 甲食品厂应申请出境水果包装厂注册登记

4. 甲食品厂办理荔枝罐头出口报检手续时，应提供的单证包括（　　）。

A. 东莞检验检疫机构出具的鲜荔枝产地供货证明

B. 乙果园的出境水果果园注册登记证书

C. 甲食品厂的出境水果包装厂注册登记证书

D. 甲食品厂的出口食品卫生注册登记（备案）证书

5. 对本批货物及集装箱，检验检疫机构实施（　　）。

A. 动植物产品检疫 　　　　　　　B. 食品卫生监督检验

C. 集装箱适载检验 　　　　　　　D. 纸箱的使用鉴定

二、江苏 A 食品厂生产一批冷冻香菇出口美国，8000 千克/20000 美元，纸箱包装，内用山东生产的塑料袋包装，香菇原料从浙江 B 蔬菜基地采购。该批货物计划装于集装箱中从上海口岸出口。信用证中要求 A 食品厂须取得 FDA（Food and Drug Administration，食品药品监督管理局）注册并提供该批货物的植物检疫证书。

1. 该批货物出口报检前，A 厂应向检验检疫机构办理（　　）。

A. 卫生注册登记（备案） 　　　　B. FDA 注册

C. 蔬菜种植基地备案 　　　　　　D. 国外收货人备案登记

2. 以下表述正确的有（　　）。

A. 应向江苏检验检疫机构申请塑料袋包装检验

B. 应向浙江检验检疫机构申请塑料袋包装检验

C. 该批货物应在江苏检验检疫机构报检

D. 该批货物可向浙江检验检疫机构报检

3. 以下表述正确的有（　　）。

A. 装载该批货物的集装箱须事先申请适载检验

B. 装载该批货物的集装箱须事先申请卫生处理

C. 该批货物必须在江苏装入集装箱并向检验检疫机构申请监装

D. 该批货物必须在上海口岸装入集装箱并向检验检疫机构申请监装

4. 报检时应提供的单据有（　　）。

A. 食品厂的卫生注册（备案）证书　B. 信用证

C. 蔬菜基地备案证明 　　　　　　D. 食品包装材料检验结果单

5. A 厂报检时应向检验检疫机构申请出具的证单有（　　）。

A. 原料检验证书 　　　　　　　　B. 出境货物换证凭单或换证凭条

C. FDA 注册证书　　　　　　　D. 植物检疫证书

任务二　出境集装箱、交通运输工具报检

❀ 任务导入

　　宁波食品公司报检员小刘向宁波检验检疫局提交了一份集装箱检验检疫结果单,以领取该批货物的通关单。该局工作人员发现"集装箱检验检疫结果单"上"拟装/装载货物"栏中的"脱水山药、脱水叉烧肉"字样有编造的嫌疑,经调查,小刘在 2 月从宁波检验检疫局领取了两份"集装箱检验检疫结果单",一份是要出口的"脱水叉烧肉",货值 7000 多美元,另一份是准备出口的"脱水山药"。由于疏于保管,刘某在准备领取"脱水叉烧肉"这批货物的通关单时,找不到与此对应的集装箱检验检疫结果单,便在"脱水山药"后面自行打印上"脱水叉烧肉"的字样,企图蒙混过关,没想到被宁波检验检疫局的工作人员识破。国家对出境集装箱及交通运输工具都有严格的检验检疫要求。

✎ 相关知识

一、出境集装箱报检

(一) 报检范围

(1) 装运出口易腐烂变质食品、冷冻品的集装箱,应实施清洁、卫生、冷藏、密固等适载检验。

(2) 输入国要求实施检验检疫的集装箱,按要求实施检验检疫。

(3) 法律、行政法规、国际条约规定或贸易合同约定的其他应当检验检疫的出境集装箱,按有关规定、约定实施检验检疫。

(二) 报检时限及地点

出境集装箱报检人应该在装货前向所在地检验检疫机构报检。出境空集装箱,报检人应向出境口岸检验检疫机构报检。未经检验检疫机构许可,不准装运或出境。装运出口易腐烂变质食品、冷冻品的集装箱,承运人或者装箱单位必须在装货前申请检验,未经检验合格的,不准装运。

（三）报检应提供的单证

装运法检货物的出境集装箱应填写出境货物报检单，装运非法检货物的出境集装箱应填写出境集装箱报检单，并随附集装箱配载清单等相关资料和单据。

（四）检疫放行和处理

（1）对装运出口易腐烂变质食品、冷冻品的集装箱，在装运前实施清洁、卫生、冷藏、密固等适载检验。

（2）装载出口动植物、动植物产品和其他检疫物的集装箱以及输入国家或地区要求和国家法律、法规或国际条约规定其他必须实施检验检疫的集装箱，经检验检疫机构实施检验检疫并取得相关证书后方可装运。其他出境集装箱，受理报检后即可放行。

（3）不需要实施卫生除害处理的出境集装箱，检验检疫机构实施检验检疫后，应报检人的要求出具集装箱检验检疫结果单。需要实施卫生除害处理的出境集装箱，检验检疫机构受理报检后签发检验检疫处理通知书，完成处理后应报检人要求出具熏蒸/消毒证书，如图4－6所示。

（4）出境口岸检验检疫机构凭启运口岸检验检疫机构出具的集装箱检验检疫结果单或熏蒸/消毒证书验证放行。

（五）报检时应注意的问题

（1）集装箱检验检疫有效期限为21天，超过有效期限的出境集装箱需要重新检验检疫。

（2）对不使用木地板的新造集装箱，仅作为商品空箱出口时不实施检验检疫。

（3）对使用木地板的新造集装箱，仅作为商品空箱出口时，若所使用的木地板为进口木地板，且木地板进口时附有澳大利亚检验检疫机构认可的标准做永久性免疫处理的证书并经我国检验检疫机构检验合格的，新造集装箱出口时可凭检验检疫合格证书放行，不实施检验检疫。

（4）若所使用的木地板为国产木地板，且附有澳大利亚检验检疫机构认可的标准做永久性免疫处理证明的，新造集装箱出口时可凭该处理证明放行，不实施检验检疫。

（5）若所使用的进口木地板没有进口检验检疫合格证书或使用的国产木地板没有澳大利亚检验检疫机构认可的标准做永久性免疫处理的，新造集装箱出口时应实施出境动植物检疫。

<table>
<tr><td colspan="4">

中华人民共和国出入境检验检疫

ENTRY-EXIT INSPECTION AND QUARANTINE

OF THE PEOPLE'S REPUBLIC OF CHINA

熏蒸/消毒证书

FUMIGATION/DISINFECTION CERTIFICATE

编号 No.：

</td></tr>
</table>

发货人名称及地址 Name and Address of Consignor			
收货人名称及地址 Name and Address of Consignee			
品名 Description of Goods		产地 Place of Origin	
报检数量 Quantity Declared		标记及号码 Mark & No.	
启运地 Place of Despatch			
到达口岸 Port of Destination			
运输工具 Means of Conveyance			

杀虫和/或灭菌处理　　DISINFESTATION AND/OR DISINFECTION TREATMENT

日期 Date		药剂及浓度 Chemical and Concentration	METHYL BROMIDE. 48g/m³
处理方法		持续时间及温度	
Treatment	FUMIGATION	Duration and Temperature	24 hrs. 30℃

附加声明　　ADDITIONAL DECLARATION

印章 Official Stamp 签证地点 Place of Issue	SHENZHEN, CHINA	签证日期 Date of Issue
授权签字人 Authorized Officer		签名 Signature

图 4-6　熏蒸/消毒证书

二、出境交通运输工具报检

（一）报检范围

所有出境交通运输工具，包括船舶、飞机、火车和车辆等，都应当向检验检疫机构申报，并实施卫生检疫。

（二）报检时限及地点

1. 出境船舶

出境船舶必须在最后离开的出境港口接受检疫。船方或其代理人应当在船舶离境前4小时内向出境口岸检验检疫机构申报、办理出境检疫手续。

2. 出境飞机

实施卫生检疫机场的航空站，应当在出境检疫的飞机起飞前向检验检疫机构申报。

3. 出境列车及其他车辆

出境列车在出站前，车站有关人员应向检验检疫机构提前预报。固定时间客运汽车在出境前由有关部门提前通报预计到达时间、旅客人数等；装载的货物应按规定提前向检验检疫机构申报货物种类、数量及重量、到达地等。

（三）报检应提供的单证

1. 出境船舶

航海健康申报书、总申报单、货物申报单、船员名单、旅客名单及载货清单等有关资料（入境时已提交且无变动的可免予提供）。

2. 出境飞机

总申报单、货物仓单和其他有关检疫证件，并向检验检疫机构通知飞机的国籍、航班号、机型、机号、识别标识、预定起飞时间、经停站、目的站、机组及旅客人数。

3. 出境列车

预报时应提供列车预定发车时间、始发站或终点站、车次、列车编组情况、行车路线、停靠站台、旅客人数、司乘人员人数、车上有无疾病发生等事项。

（四）检疫放行和处理

1. 出境船舶

检验检疫机构审核船方提交的出境有关资料或者经登轮检疫，符合有关规定的，签发交通工具出境卫生检疫证书。

装载出境动植物、动植物产品和其他检疫物的船舶，经口岸检验检疫机构查验合格后方可装运。如发现有危险性病虫害或一般生活害虫超过规定标准的，须经除害处理后由口岸检验检疫机构签发运输工具检疫处理证书，准予装运。运输工具检疫处理证书只限本次出境有效。

2. 出境航空器

由检验检疫机构确认机上卫生状况符合《卫生检疫法》实施条例的要求，确认机上无确诊或疑似检疫传染病病人，确认机上的中国籍员工均持有检验检疫机构签发的有效健康证书，并根据前往国的要求进行必要的卫生处理。检验检疫机构对符合上述要求的飞机签发交通工具出境卫生检疫证书并予以放行。

3. 出境列车及其他车辆

出境检疫的列车，在查验中发现检疫传染病或疑似检疫传染病，或者因卫生问题需要卫生处理时，应将延缓开车时间、调离便于卫生处理的行车路线、停车地点等有关情况通知车站负责人。

检验检疫机构对大型客车应派出检疫人员登车检查，旅客及其携带的行李物品应在候车室或监察厅接受检查。

装载出境动物的汽车及其他车辆，须在口岸检验检疫机构监督下进行消毒处理合格后，由口岸检验检疫机构签发运输工具检疫处理证书，准予装运。

装载出境动植物、动植物产品和其他检疫物的列车及其他车辆的检验检疫程序，同装载出境动植物、动植物产品和其他检疫物船舶的检验检疫程序。

简单实训

洛阳工具公司向埃及进口商出口 15 万片、2488 纸箱砂轮片，于是该公司向洛阳检验检疫局进行集装箱与货物报检。检验监管人员对载货的两个空集装箱进行检验检疫，核准后对该货实施全过程集装箱监装，然后对装箱完毕的集装箱进行 CIQ 标识签封、拍照后发往埃及。

思考下列问题：

1. 出境集装箱报检范围是什么？

2. 出境集装箱报检程序有哪些环节及内容？

3. 出境集装箱检疫监督管理有何具体规定？

任务三　出境快件、邮寄物报检

任务导入

2016 年 9 月 2 日，四川检验检疫局在成都双流国际机场邮件分拣现场查验出境邮件时，发现四川佳成公司寄往日本的邮寄快件（EMS）一批，货物名称为宜宾芽菜，共计16箱，301.41千克，货值1600美元。根据有关规定该批货物属法定检验商品，检验检疫人员即要求寄件人提供检验检疫合格证明，该公司不能提供。检验检疫人员将该批芽菜抽样送四川检验检疫局技术中心做进一步检测，其结果含有日本禁止添加的防腐剂苯甲酸。随着跨境电子商务的发展，通过快件、邮寄物逃避检验检疫的行为不断增加。那么，检验检疫机构对于快件、邮寄物有哪些检验检疫要求呢？

相关知识

一、出境快件报检

出境快件是指依法经营出境快件的企业（简称快件运营人）在特定时间内以快速的商业运输方式承运的出境货物和物品。进出境检验检疫机构依法对出境快件实施检验检疫。

（一）出境快件检验检疫范围

（1）根据《动植物检疫法》及其实施条例和《卫生检疫法》及其实施细则，以及有关国际条约、双边协议规定应当实施动植物检疫和卫生检疫的。

（2）列入《出入境检验检疫机构实施检验检疫的进出境商品目录》的。

（3）属于实施强制性认证制度、出口质量许可制度以及卫生注册登记制度管理的。

（4）其他有关法律、法规规定应当实施检验检疫的。

（二）报检时限及地点

检验检疫机构对快件运营人实行备案制度。快件运营人备案后，按照有关规定办理出境快件的报检手续。快件出境时，快件运营人及时向所在地检验检疫机构办理报检手续，凭检验检疫机构签发的出境货物通关单向海关办理报关手续。

出境快件在其运输工具离境4小时前，快件运营人向离境口岸检验检疫机构办理报检手续；快件运营人可以通过电子数据交换（EDI）的方式申请办理报检，检验检疫机构对符合条件的，予以受理。

（三）报检应提供的单证

快件运营人在申请办理出境快件报检时，应提供报检单、总运单、每一批快件的分运单、发票等有关单证。

（四）检疫放行和处理

检验检疫机构对出境快件的检验检疫监管，以现场检验检疫为主，特殊情况的，可以取样做实验室检验检疫。

（1）出境快件经检验检疫合格，或检验检疫不合格，但经实施有效检验检疫处理符合要求的，由检验检疫机构签发出境货物通关单予以放行。对检验检疫不合格且不能进行技术处理，或经技术处理后重新检验仍不合格的，由检验检疫机构做退回或销毁处理，并出具有关证明。

（2）对应当实施检验检疫的出境快件，未经检验检疫或者经检验检疫不合格的，不得运递。

（3）检验检疫机构对出境快件需做进一步检验检疫处理的，予以封存，并与快件运营人办理交接手续。

二、出境邮寄物报检

（一）出境邮寄物报检范围

（1）出境的微生物、人体组织、生物制品、血液及其制品等特殊物品。

（2）其他法律法规、国际条约规定需要实施检疫的出境邮寄物。

（3）可能引起生物恐怖的可疑出境邮寄物。

（二）检疫放行和处理出境检疫

邮寄物寄往与我国签订双边植物检疫协定等国家，输入国有检疫要求或邮寄物中含有微生物、人体组织、生物制品、血液及其制品等特殊物品，或寄件人有检疫要求，则需要向所在地检验检疫机构报检，由检验检疫机构按照有关国家或地区的检验检疫要求实施现场和实验室检疫。

出境邮寄物经检验检疫机构检疫合格的，由检验检疫机构出具有关单证，由邮政机构运递。经检疫不合格又无有效方法处理的，不准邮寄出境。

▶ 简单实训

1. 宁波出入境检验检疫局邮件办工作人员在一份托运到日本的快件中发现了大量的杜鹃种苗，且无任何检疫证明文件。请分析，检验检疫工作人员该如何处理？

2. 近日，山东出入境检验检疫局邮件办工作人员在查验工作中，发现当地某畜牧业公司托运的出境快件中有生牛皮共计80张，该货物的发货人不能提供有关的检验检疫证明。请分析，对于此类情况，检验检疫局工作人员该如何处理？依据是什么？对相关企业的启示是什么？

任务四 出境货物报检单的填制

☀ 任务导入

江苏镇江某企业出口一批熟瓜子，报检人填写的品名为"SUNFLOWER SEED"，像这样漏掉加工状态的品名很可能会产生歧义，让人误以为是葵花种子。后经检验检疫人员提醒，报检单位才意识到错误，联系国外买方将该批熟瓜子的品名更正为"ROASTED AND SALTED SUNFLOWER SEED"（烘焙的盐渍葵花瓜子）。

商品的加工状态是商品重要信息的反映，也直接影响到商品的品名，但在实际操作中，尤其是在水产品和农副产品的报检中，常常出现报检人对商品加工状态避而不报的情况。如品名报为"SUNFLOWER SEED"，则须做植物检疫；而品名为"ROASTED AND SALTED SUNFLOWER SEED"，则无须做植物检疫。准确填写报检单，对报检员来说是十分重要的。

✎ 相关知识

一、出境货物报检单的填制规范

（一）基本信息

1. 报检号（系统生成）

由系统自动生成15位报检流水号。报检号实行全国统一编号管理，每批次编号唯一。报检号为15位阿拉伯数字，报检类别（1位）＋年份（2位）＋流水号（12位）。第1位数字1表示入境，2表示出境，3表示出境包装，4表示集装箱适载，8表示更改申请号；第2位、第3位为受理报检年度的后两位；第4位至第15位为全国流水号。

企业预录入号（E号）生成规则：报检机构代码（6位）＋报检类别（1位）＋年份（2位）＋流水号（6位）＋"E"。

手工录入临时号（L号）/手工录入预录入号（H号）生成规则：录入人员机构代码（6位）＋报检类别（1位）＋年份（2位）＋流水号（6位）＋"L/H"。

2. 报检类别（必填）

出境报检的类别包括出境检验检疫、预检。

出口货物尚未确定收货人、装运日期或者运输方式等的，需要申请提前实施检验检检疫时选择"预检"类别；申请出境货物换证凭单作为生产原料的检验检测报告时，选择"预检"类别。

其他情况下，使用"出境检验检疫"。

3. 报检日期（必填）

检验检疫机构实际受理的报检日期。

4. 报检员备案号（选填）

填写报检员备案号，报检员备案号全国统一编号管理，号码唯一，代码由 10 位阿拉伯数字组成。有备案号的，据实填写。

5. 报检员姓名（选填）

已填写全国统一报检员备案号的可不填写。

6. 报检单位名称和报检单位代码（必填）

本栏填写报检单位在检验检疫机构的备案登记编号；特殊情况下，可使用特殊报检单位编号。

备案登记编号为 10 位阿拉伯数字，1～4 位为办理备案登记的检验检疫机构代码，第 5 位为"6"或者"0"，后面 5 位为流水号；特殊报检单位代码的 1～4 位为受理报检的检验检疫机构，5～10 位为"000000"。报检单位联系人、报检单位联系人电话由报检单位登记资料自动带出，或点击"…"填写，填写与检验检疫机构联系检验检疫事宜的人员，如是固定电话则要填写区号。

7. 发货人（必填）

填写在检验检疫机构备案登记的境内发货单位或自然人及其备案登记代码，特殊情况下允许使用本局特殊报检单位代码；出境预检的，可以填写生产单位名称。发货人通常指外贸合同中的卖方或信用证的受益人，同时有中、外文名称的，则应分别填在"中文"和"外文"栏。

8. 收货人名称（必填）

填写境外收货单位或自然人。收货人通常指外贸合同中的买方、信用证开证申请人或合同/信用证指定的收货人，同时有中外文信息的，应分别填在"中文"和"外文"栏。

9. 收货人地址（选填）

填写境外收货单位或自然人的地址信息。

10. 企业资质（选填）

填写货物的生产商/出口商企业名称及必须取得的资质类别、编号。

（1）企业资质类别及类别名称

本栏填写货物的生产商/进出口商/代理商等必须取得的许可/审批/注册/备案类别

及类别名称。

（2）企业资质类别编号

本栏填写货物的生产/进出口/代理商必须取得的许可/审批/注册/备案文件编号。

（3）企业名称

本栏填写货物的生产/进出口/代理商名称，按货物种类及相关要求填写。

①竹木草：出境竹木草制品生产企业注册登记。

②出口食品：出口食品生产企业备案。

③出口植物产品：出口植物产品生产、加工、存放企业注册登记。

④出口种苗：出境种苗花卉生产经营企业注册登记。

其他种类：出境水果包装厂注册登记，出境水果果园注册登记，出境水生动物养殖场/包转场检验检疫注册登记，出口饲料和饲料添加剂生产、加工、存放企业注册登记，出境货物木质包装除害处理标识加施资格申请，供中国港澳陆生动物饲养场、中转场检验检疫注册，进出境动物指定隔离场使用申请，出境动物及其非食用动物产品生产、加工、存放企业注册登记，饲料出口企业备案，出境货物木质包装除害处理合格凭证，进出境集装箱场站登记，对出口食品包装生产企业和进口食品包装的进口商实行备案，进出口商品检验鉴定机构许可，出口肉类产品养殖场备案，出口蛋禽养殖场备案，出口蜂产品养蜂基地备案，供中国港澳地区蔬菜生产加工企业备案，供中国港澳地区蔬菜种植基地备案，出口粮谷豆类生产加工企业注册登记，出口加工用水产养殖场备案，出口化妆品生产企业备案，从事进出境检疫处理业务的单位认定（其他类），从事进出境检疫处理业务的人员认定，输美日用陶瓷生产厂认证，出口食品生产企业境外注册。

（二）货物信息

1. H. S. 编码（必填）

输入有效的 10 位数 H. S. 编码（以当年海关公布的商品税则编码分类为准）。H. S. 编码应与货物相对应，并与海关报关时的 H. S. 编码一致。新造集装箱和周转集装箱均按86 章编码申报；木质包装按照 44 章编码申报。

2. 货物名称（必填）

输入货物的具体中文名称，不能笼统地输入货物的大类名称。例如，H. S. 编码0304299090 在报检时必须输入具体的货物名称，如"冻狭鳕鱼片"，而不能笼统地输入"其他冻鱼片"。

3. CIQ 代码（必填）

填写报检货物对应的 CIQ 代码。在填写 H. S. 编码后系统可自动带出，根据具体货物正确点选。

4. 货物属性（选填）

选择出境报检货物的相关属性，对不同货物选择相应项目。货物属性包括食品及食品包装（14 预包装、15 非预包装）、转基因（16 转基因产品、17 非转基因产品）、货物（18 首次进出口）、养殖非养殖、特殊物品（25 – 28ABCD 级特殊物品、29V/W 非特殊物品）等。

5. 数/重量（选填）

根据装箱单填写相应的数量和重量。法定第一计量单位对应的数量或重量必须录入，并且不得改动法定第一计量单位。

6. 货物总值及币种（必填）

按照发票、合同的货物总值及成交价格计价币种输入；周转集装箱货值为 0；不作为货物出口的木质包装货值为 0。币种应按《表示货币和资金的代码》填写。

7. 单价（选填）

填写出境货物的实际成交单价，单价币种固定为美元。

8. 包装数量及种类（必填）

选择出境货物的实际运输包装的件数及种类，采用多种包装的，应同时填写多种包装种类及件数。

9. 用途（必填）

选择出境货物的使用范围或目的，如种用、食用、奶用、观赏或演艺、伴侣、实验、药用、饲用、加工等。

10. H. S. 标准量（必填）

根据报检货物的数/重量系统自动转换。

11. 箱货对应关系（选填）

填写每个集装箱装载的货物明细情况。

12. 产地（必填）

输入具体、准确的产地。

13. 生产单位（必填）

填写本批货物生产单位在检验检疫机构的备案登记编号。市场采购时，填写组货单位的备案登记编号，组货单位无法备案登记的，填写特殊报检单位编号。

产地为境外的货物、伴侣动物、观赏或演艺动物、无偿援助和对外承包工程、样品、保税区和加工区货物等，如无备案登记编号，可填写特殊报检单位编号。境外注册厂（场）使用中华人民共和国海关总署确认的注册编号。

14. 产品资质（选填）

填写本项货物必须取得的许可/审批/备案名称、产品许可/审批/备案文件编号、产品许可/审批/备案文件本次核销货物序号、产品许可/审批/备案文件本次核销货物数/重量等内容。

15. 货物规格（选填）

填写货物的规格。

16. 货物型号（选填）

填写本项报检货物的所有型号，多个型号的，以"；"分隔。

17. 货物品牌（选填）

填写货物的品牌名称，中文、英文都有的，同时填写。

18. 生产日期（必填）

填写出境货物生产加工制造完毕的日期。

19. 生产批号（选填）

填写本批货物的生产批号，多个生产批号的，以"；"分隔。

20. 成分/原料（选填）

填写货物含有的成分、货物原料或化学品组分。

21. 危险货物和包装信息（有条件必填）

列入国家《危险化学品目录》的危险品税号应填写此栏内容，如为危险品则填写 UN 编码、危险货物名称、危包类别及包装规格；如为非危险品，则勾选"非危险化学品"项。

（1）UN 编码

货物为危险品的，本项目填写货物对应的《危险化学品目录》中的 UN 编码。危险化学品参照《危险化学品目录》。

（2）危险货物名称

本栏填写危险品货物对应的《危险化学品目录》中的名称。

（3）危包类别

本栏填写危险品货物的包装类别。

按照《危险货物运输包装类别划分方法》，危险货物包装根据其内装物的危险程度，划分为 3 种包装类别：Ⅰ类包装，盛装具有较高危险性的货物；Ⅱ类包装，盛装具有中等危险性的货物；Ⅲ类包装，盛装具有较低危险性的货物。

（4）包装规格

本栏填写危险化学品包装的规格。

（三）集装箱信息

1. 集装箱规格（选填）

填写载运货物出境货物集装箱规格。

2. 集装箱数量（选填）

填写各种规格集装箱的数量。

3. 集装箱号码（选填）

填写每个规格集装箱对应的集装箱号码。

（四）基本信息（其他）

1. 贸易方式（必填）

选择正确的贸易方式。

2. 合同号（选填）

填写对外贸易合同、订单的号码。企业未签订合同的，应在此项注明无合同及原因，如长期客户无合同。

3. 特殊通关模式（选填）

填写企业申请享受的特殊通关政策。

4. 特殊业务标识（选填）

本栏用于标识需要特别说明的业务，如奥运、亚运、救灾物资等，可选项为国际赛事、特殊进出口军工物资、国际援助物资、国际会议。

5. 运输方式（必填）

填写出境货物离境时使用的运输方式。

6. 运输工具名称及运输工具号码（选填）

填写运输货物的有独立动力装置的交通工具名称及号码。

7. 发货日期（选填）

填写出口拟装运日期。

8. 输往国家（地区）（必填）

选择输入该批货物最终的目的国家或地区。输往特殊监管区的，直接选择对应的监管区名称。

9. 离境口岸（必填）

选择货物随运输工具离开的离境口岸。

10. 到达口岸（选填）

选择输往国家的具体口岸。口岸在系统中没有的，可选择国家名称。

11. 存放地点（必填）

填写报检货物的存放地点。

12. 随附单据（必填）

选择报检时所附的单据种类。

13. 所需单证（选填）

选择本单所需要的证单种类及正、副本份数。

14. 标记号码（选填）

填写本批货物实际的标记及号码内容，应与合同、发票、提单等有关外贸单据保持一致。标记及号码不能在系统中输入或者输入不全的，应点击"附页"，并上传无法手工在计算机系统录入的标记及号码的图案或内容。无标记号码的输入"N/M"。

15. 特殊要求（选填）

填写合同、信用证中与检验检疫有关的特殊要求或检验检疫机构要求在此栏输入的内容。

16. 报检地（必填）

填写报检地检验检疫机构。企业在报检地申报并提交报检单和随附单据。

17. 领证地（必填）

填写领证地检验检疫机构。企业可在领证地领取检验检疫证单及通关单。

18. 口岸机构（必填）

填写出境货物离境口岸的检验检疫机构。报检类别为"出境预检"时，口岸机构尚不明确，口岸机构为选填。

19. 报关海关（选填）

填写报关地所在的海关，原则上填写现场海关机构代码，无法确定的可填写报关地直属海关机构代码。

20. 施检地（必填）

填写对出境货物实施检验检疫的机构。

21. 施检部门（必填）

选择对报检货物实施检验检疫的部门。

22. 关联报检号（选填）

填写与本批货物相关的报检号，多个报检号的，用"；"分隔。

23. 关联理由（选填）

填写关联报检号的关联理由。

24. 海关注册号（选填）

填写发货人在海关备案注册取得的编号。当报检发货人代码为特殊报检单位编号并申请出具通关单时，该项目为必填项，填写发货人在海关备案注册取得的编号。

二、出境货物报检单样例

出境货物报检单如图 4-7 所示。出境货物报检单样例如图 4-8 所示。

中华人民共和国出入境检验检疫
出境货物报检单

报检单位（加盖公章）：　　　　　　　　　　　　＊编号＿＿＿＿＿＿＿＿＿＿＿

报检单位登记号：　　　联系人：　　　电话：　　　报检日期：　年　月　日

发货人	（中文）				
	（外文）				
收货人	（中文）				
	（外文）				

货物名称（中文/外文）	H. S. 编码	产地	数/重量	货物总值	包装种类及件数

运输工具名称号码		贸易方式		货物存放地点	
合同号		信用证号		用途	
发货日期		输往国家（地区）		许可证/审批号	
起运地		到达口岸		生产单位注册号	

集装箱规格、数量及号码

合同、信用证订立的检验检疫条款或特殊要求	标记及号码	随附单据（画"√"或补填）
		□合同　　　□厂检单 □信用证　　□包装性能结果单 □发票　　　□许可/审批文件 □换证凭单　□ □装箱单　　□

需要证单名称（画"√"或补填）		＊检验检疫费
□品质证书 □重量证书 □数量证书 □兽医卫生证书 □健康证书 □卫生证书	□动物卫生证书 □植物检疫证书 □熏蒸/消毒证书 □出境货物换证凭单 □通关单	总金额 （人民币元） 计费人 收费人

报检人郑重声明：	领取证单
1. 本人被授权报验。 2. 上列填写内容正确属实，货物无伪造或冒用他人的厂名、标识、认证标识，并承担货物质量责任。 签名：＿＿＿＿＿＿	日期 签名

注：有"＊"号栏由出入境检验检疫机关填写。

图4-7　出境货物报检单

中华人民共和国出入境检验检疫
出境货物报检单

（1）报检单位（加盖公章）：四川绿田蔬菜有限公司　　　　＊编号＿＿＿＿＿＿＿＿＿

报检单位登记号：5100600335　联系人：朱新平　电话：35797563　报检日期：2016 年 2 月 14 日

(2) 发货人	（中文）四川绿田蔬菜有限公司						
	（外文）Lutian Vegetable Corp. Sichuan China						
收货人	（中文）日本禾木佳公司						
	（外文）HAMOJIKA CO. , LTD.						

（3）货物名称（中/外文）	（4）H.S. 编码	产地	（5）数/重量	货物总值	（6）包装种类及数量
冷冻菠菜 FROZEN SPINACH	0710100000	四川	1000	USD98000	1000 纸箱

运输工具名称号码	船舶		贸易方式	一般贸易	货物存放地点	工厂仓库
合同号	LV201102FM		（7）信用证号	CJ20160326	用途	食用
发货日期	2016.02	输往国家（地区）	日本	（8）许可证/审批号	＊＊＊	
启运地	上海	（9）到达口岸	日本大阪	生产单位注册号	5100600335	

集装箱规格、数量及号码	＊＊＊

合同、信用证订立的检验检疫 条款或特殊要求	标记及号码	随附单据（画"√"或补填）	
＊＊＊	Newstar/HAMOJIKA	□合同 □信用证 □发票 □换证凭单 □装箱单 □厂检单	√包装性能结果单 √许可/审批文件

（10）需要证单名称（画"√"或补填）			＊检验检疫费	
□品质证书　　　＿＿正＿＿副	□植物检疫证书　　＿＿正＿＿副	总金额 （人民币元）		
□重量证书　　　＿＿正＿＿副	□熏蒸/消毒证书　　＿＿正＿＿副			
□数量证书　　　＿＿正＿＿副	□出境货物换证凭单　＿＿正＿＿副			
□兽医卫生证书　＿＿正＿＿副	□	计费人		
□健康证书　　　＿＿正＿＿副	□			
□卫生证书　　　＿＿正＿＿副	□	收费人		
□动物卫生证书　＿＿正＿＿副	□			

报检人郑重声明： 1. 本人被授权报检。 2. 上列填写内容正确属实，货物无伪造或冒用他人的厂名、标识、 认证标识，并承担货物质量责任。 　　　　　　　　　　签名：＿＿＿＿＿＿＿＿＿	领取证单	
	日期	
	签名	

注：有"＊"号栏由出入境检验检疫机关填写。

图 4 - 8　出境货物报检单样例

简单实训

上海新星有限责任公司（自理报检单位备案号 3100600759）与日本禾木佳（HAMO-JIKA）公司签订外贸合同冷冻蔬菜，合同号 LV201102FM，信用证结汇。货物生产商为四川绿田蔬菜有限公司（自理报检单位备案号 5100600335），请根据所提供的材料判断填制出境货物报检单（见图 4-8）有关内容的正误。

FORM OF DOCUMENTARY CREDIT：IRREVOCABLE

DOCUMENTARY CREDIT NUMBER：CJ20160326

DATE OF ISSUE：20160120

DATE AND PLACE OF EXPIRY：20160501CHINA

APPLICANT：HAMOJIKA CO.，LTD. NO. 1 KOMEI ROAD，TOKYO，JAPAN

BENEFICIARY：SHANGHAI NEWSTAR CO.，LTD. NO. 3 CHANGNING ROAD，SHANGHAI，CHINA

CURRENCY CODE，AMOUNT：CURRENCY：USD（US DOLLAR）AMOUNT：＄98000

AVAILABLE WITH... BY ANY BANK IN CHINA ON SIGHT BASIS BY NEGOTIATION

PARTIAL SHIPMENT：ALLOWED

TRANSSHIPMENT：PROHIBITED

PORT OF LOADING：ANY MAIN PORT OF CHINA

PORT OF DISCHARGE：ANY MAIN PORT OF JAPAN

LATEST DATE OF SHIPMENT：20160218

DESCRIPTION OF GOODS AND/OR SERVICES：FROZEN POTATO 1000 PACKAGES/10000KGS USD9. 8 PER KG

PACKING IN CARTON INNER PLASTIC BAG

ACCORDING TO SALES CONTRACT NO. LV201102FM

TRADE TERMS：C AND F OSAKA

DOCUMENTS REQUIRED：

1. SIGNED COMMERCIAL INVOICE IN ONE ORIGINAL AND TWO COPIES.

2. PACKING LIST IN ONE ORIGINAL SHOWING WEIGHT AND MEASURMENT PER PACKAGE.

3. ORIGINAL CLEAN ON BOARD OCEAN BILLS OF LADING，MADE OUT TO ORDER OF HAMOJIKA CO.，LTD.，MARKED "FREIGHT COLLECT".

4. INSPECTION CERTIFICATE ISSUED AND SIGNED BY HEAD OF SHANGHAI REPRESENTATIVE OFFICE OF HAMOJIKA CO.，LTD.

5. QUALITY CERTIFICATE AND PHYTOSANITARY CERTIFICATE ISSUED BY CIQ. （THE CONSIGNEE MUST BE HAMOJIKA CO.，LTD. ）

ADDITIONAL CONDITIONS：

+ INSURANCE TO BE COVERED BY ULTIMATE BUYER.

+ BILLS OF LADING MUST NOT SHOW THIS L/C NO.

巩固提升

一、知识题

（一）单项选择

1. 以下出口货物，报检时须提交包装容器使用鉴定结果单的是（　　）。

A. 冻鱼　　　　　　B. 干电池　　　　　C. 烟花爆竹　　　　D. 塑料餐具

2. 输往秘鲁的柑橘，报检地点是（　　）。

A. 果园所在地　　　　　　　　　　B. 包装厂所在地

C. 发货人所在地　　　　　　　　　D. 出境口岸

3. 出口冰鲜肉类产品应当在加工后（　　）。

A. 72 小时内出口　　　　　　　　　B. 7 天内出口

C. 14 天内出口　　　　　　　　　　D. 21 天内出口

4. 关于出境快件报检的表述，正确的是（　　）。

A. 由快件发货人在货物产地办理报检手续

B. 由快件发货人在货物离境口岸办理报检手续

C. 由快件运营人在货物产地办理报检手续

D. 由快件运营人在货物离境口岸办理报检手续

5. 以下所排列货物，不允许以市场采购方式出口的是（　　）。

A. 糖水荔枝罐头　　　　　　　　　B. 劳保手套

C. 冷轧钢板　　　　　　　　　　　D. 塑料淋浴喷头

6. 出口货物输往以下所列国家，我国只对《法检目录》内工业产品实施装运前检验的是（　　）。

A. 伊朗　　　　　　　　　　　　　B. 埃及

C. 塞拉利昂　　　　　　　　　　　D. 埃塞俄比亚

7. 装载出口冷冻蔬菜的集装箱，无须实施（　　）。

A. 卫生检验　　　　　　　　　　　B. 动植物检疫

C. 适载检验　　　　　　　　　　　D. 食品卫生监督检验

8. 关于出境竹木草制品生产企业监督管理，以下表述正确的是（　　）。

A. 产品种类发生变化，应重新办理注册登记手续

B. 注册登记满 3 年的，应办理换证手续

C. 拒不接受检验检疫监督管理的，应将暂停报检

D. 被检出质量安全问题, 将被取消注册登记资格

9. 出口水果的报检地点是 ( )。

A. 果园所在地   B. 包装厂所在地

C. 发货人所在地   D. 出境口岸

10. 报检单 H. S. 编码栏应填写 ( ) 数字。

A. 4 位   B. 6 位

C. 8 位   D. 10 位

(二) 多项选择

1. 装载以下出口货物的集装箱, 须实施适载检验的有 ( )。

A. 烟花爆竹   B. 儿童玩具   C. 保鲜蔬菜   D. 冷冻水产品

2. 关于出口玩具, 以下表述正确的有 ( )。

A. 生产企业须办理出口玩具注册登记

B. 严禁在材料中使用有毒有害物质

C. 报检时须提供玩具实验室出具的检测报告

D. 由口岸检验检疫机构实施检验

3. 以下所列, 检验检疫机构实行备案管理的有 ( )。

A. 出口肉类产品企业   B. 储存出境动物产品的冷库

C. 出口食品生产企业   D. 出口饲料生产企业

4. 出口水产品生产企业所用的原料可以来自 ( )。

A. 经检验检疫机构备案的养殖场

B. 经渔业行政主管部门备案的养殖场

C. 经渔业行政主管部门批准的捕捞渔船

D. 经渔业行政主管部门批准的捕捞水域

5. 根据有关双边协议, 我国对出口至 ( ) 的商品实施装运前检验。

A. 塞拉利昂   B. 埃塞俄比亚   C. 埃及   D. 尼日利亚

(三) 判断

1. 出境货物的木质包装应进行除害处理, 并施加 IPPC 标识。   ( )

2. 出口危险货物包装容器的生产企业, 应申请包装容器使用鉴定。   ( )

3. 经检验合格的出口烟花爆竹, 均应在运输包装明显部位加贴验讫标识。   ( )

4. 首次出口的小家电生产企业, 检验检疫机构按照三类企业管理。   ( )

5. 需隔离检疫的出境动物在出境前 30 天预报, 隔离前 7 天报检。   ( )

二、技能题

1. 江西美美纺织服装公司与美国 A 公司签订合同生产出口棉制针织 T 恤衫，所用的原料棉花（检验检疫类别为 M. P／N. Q）从印度 B 公司购买，入境口岸为广州。出口成品原计划从深圳海运出口，领取出口货物换证凭条后，因国外客户急于用货，拟改为从广州口岸空运出口。

（1）江西美美纺织服装公司在进口货物报检前须事先办理（　　）。

A. 进境动植物检验审批　　　　　　B. 自理报检单位备案登记

C. 隔离检疫厂注册登记　　　　　　D. 竹木草制品生产企业注册登记

（2）以下表述正确的有（　　）。

A. 进口的棉花须实施商品检验

B. 进口的棉花须实施动植物、动植物产品检验

C. 出口的 T 恤衫须实施商品检验

D. 出口的 T 恤衫须实施动植物、动植物产品检疫

（3）检验检疫机构对进口棉花国外供货商实施（　　）。

A. 装运前检验管理　　　　　　　　B. 注册登记管理

C. 备案强制性认证管理　　　　　　D. 备案登记管理

（4）出口的 T 恤衫报检时应提供的单据有（　　）。

A. 合同、发票、装箱单

B. 出口商注册登记证书

C. 进口棉花的入境货物检验检疫证明

D. 国外客户指定的检验机构出具的检验报告

（5）关于出口口岸发生变化，以下表述错误的有（　　）。

A. 由于企业已领取出境货物换证凭条，出口口岸不能更改

B. 企业应重新发送报检数据更改出口口岸

C. 企业应申请更改出境货物换证凭条

D. 企业应重新报检该批货物

2. 湖南 A 玩具厂委托上海 B 进出口公司出口该厂生产的电动小货车玩具，内包装为塑料袋，外包装为纸箱，该批货物用集装箱装运至宁波口岸出口美国。请判断以下题目正误。

（1）A 玩具生产厂无须办理自理报检单位备案登记。　　　　　　　　　（　　）

（2）该批货物应在湖南申请实施检验。　　　　　　　　　　　　　　　（　　）

（3）填制出境货物报检单时，包装种类应填写"塑料袋"。　　　　　　（　　）

（4）B 进出口公司应向检验检疫机构办理自理报检单位备案登记。　　（　　）

（5）检验检疫机构对出口玩具生产企业实施分类管理。　　　　　　　（　　）

（6）电动小火车玩具的 H. S. 编码为"9503003100"。　　　　　　　（　　）

（7）出口玩具质量许可证书有效期为 2 年。　　　　　　　　　　　　（　　）

（8）A 玩具生产厂应向湖南检验检疫机构申请出口玩具注册登记。　（　　）

（9）B 进出口公司应向上海检验检疫机构申请出口玩具注册登记。　（　　）

（10）如该批货物符合直通放行条件，则 B 进出口公司可凭出境货物换证凭条直接办理报关手续。　　　　　　　　　　　　　　　　　　　　　　　　　　（　　）

3. 江苏 A 外贸公司向埃及出口一批价值为 50000 美元的智力玩具，该批货物由浙江 B 工厂生产，包装数量为 1000 个纸箱，50 个木托盘。该批货物装于一个 40 尺的集装箱从上海口岸出口。出口前，A 外贸公司报检员张某把其中 10 个纸箱内的货物调换为埃及客户在中国市场采购的食品，被口岸检验检疫机构查验发现。

（1）以下表述正确的有（　　）。

A. 该批货物应在江苏报检申请检验　　B. 该批货物应在浙江报检申请检验

C. 该批货物应在上海报检申请检验　　D. 货主可自行选择报检地点

（2）关于该批货物的木托盘，以下表述正确的有（　　）。

A. 应使用非针叶木制作　　　　　　　B. 应经除害处理合格

C. 应施加 IPPC 标识　　　　　　　　 D. 应施加 CCC 标识

（3）该批货物报检时应提供的资料有（　　）。

A. 出口玩具注册登记证书　　　　　　B. 玩具实验室出具的检测报告

C. 型式试验确认书　　　　　　　　　D. 免予办理强制性产品认证的证明

（4）该批货物应由检验检疫机构实施（　　）。

A. 品质检验　　　　　　　　　　　　B. 价格核实

C. 监督装载　　　　　　　　　　　　D. 民用商品验证

（5）对于报检员张某调换货物的行为，检验检疫机构应采取的措施有（　　）。

A. 暂停 B 工厂的出口资格　　　　　　B. 对 A 公司进行处罚

C. 对张某进行处罚　　　　　　　　　D. 调换的食品不允许出口

4. 山东启明进出口贸易公司（自理报检单位备案号 3707600573）与香港华南贸易公司（HAWK-LAND TRADE COMPANY, HONG KONG）签订外贸合同出口工业级氢氧化钾，贸易生产商为云南昆明华融化工有限责任公司（自理报检备案号 5300600059），请根据所提供的材料判断如图 4 - 9 所示的出境货物报检单有关内容的正误。

SALES CONTRACT

No. : 201608QM275

Date: Aug. 15, 2016

The Buyer: HAWK-LAND TRADE COMPANY, HONG KONG

The Seller: SHANDONG QIMING IMP. & EXP. CORP.

This contract is made by and between the Seller and the Buyer, whereby the Seller agrees to sell and the Buyer agrees to buy the under mentioned goods according to the terms and conditions stipulated below:

(1)

Name of Commodity	Quantity/Weight	Unit Price	Total Price
POTASSIUM OF OXYGEN AND HYDROGEN (Industry Grade)	100000KGS 100BAGS	USD7. 60/KG	USD760. 000

(2) Packing: In P. P. BAGS

(3) Port of Loading: CHONGQING PORT, CHINA

(4) Port of Destination: NEW YORK PORT, US

(5) Shipping Mark: HAWK-LAND

(6) Date of Shipment: Sept. 2016/By Vessel

(7) Terms of Payment: L/C

(8) Documents Required: Certificate of Quality Issued by CIQ Showing the Number of L/C

The Buyer

The Seller

_____   _____

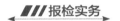

中华人民共和国出入境检验检疫
出境货物报检单

（1）报检单位（加盖公章）：云南昆明华融化工有限责任公司　　＊编号＿＿＿＿＿＿＿＿

报检单位登记号：533600059	联系人：	电话：	报检日期：2016 年 8 月 29 日

（2）发货人	（中文）山东启明进出口贸易公司
	（外文）SHANDONG QIMING IMP. & EXP. CORP.
收货人	（中文）香港华南贸易公司
	（外文）HAWK-LAND TRADE COMPANY, HONG KONG

货物名称（中/外文）	（3）H. S. 编码	产地	（4）数/重量	货物总值	（5）包装种类及数量
氢氧化钾（工业级）	2825909000	云南省昆明市	100	USD70000.00	100 编织集装袋

运输工具名称号码	船舶	贸易方式	一般贸易	货物存放地点	工厂仓库
合同号	201608QM275	（6）信用证号	＊＊＊	用途	其他
发货日期	2016.09.23	（7）输往国家（地区）	美国	许可证/审批号	＊＊＊
启运地	重庆口岸	到达口岸	纽约	生产单位注册号	5300600059
集装箱规格、数量及号码			＊＊＊		

合同、信用证订立的检验检疫条款或特殊要求	（8）标记及号码	（9）随附单据（画"√"或补填）	
属于危险化学品　工业用途	N/M	□合同 □信用证 □发票 □换证凭单 □装箱单 □厂检单	□包装性能结果单 □许可/审批文件 □ □ □ □

（10）需要证单名称（画"√"或补填）		＊检验检疫费	
□品质证书　　　＿正＿副 □重量证书　　　＿正＿副 □数量证书　　　＿正＿副 □兽医卫生证书　＿正＿副 □健康证书　　　＿正＿副 □卫生证书　　　＿正＿副 □动物卫生证书　＿正＿副	□植物检疫证书　　＿正＿副 □熏蒸/消毒证书　＿正＿副 □出境货物换证凭单　＿正＿副 □ □ □ □	总金额 （人民币元） 计费人 收费人	

报检人郑重声明： 1. 本人被授权报检。 2. 上列填写内容正确属实，货物无伪造或冒用他人的厂名、标识、认证标识，并承担货物质量责任。 　　　　　　　　　　签名：＿＿＿＿＿＿	领取证单	
	日期	
	签名	

注：有"＊"号栏由出入境检验检疫机关填写。

图 4-9　出境货物报检单

模块五　报检方案设计

学习目标

知识目标：1. 掌握出入境货物的报检流程；
　　　　　2. 掌握出入境货物报检的各种规章制度。

技能目标：能够准确设计出入境货物的报检方案。

任务一　入境报检方案设计

任务导入

辽宁肉类食品进出口有限公司（2105961988）拟于2016年5月从法国进口冻猪前手，该公司将涉及检验检疫的相关事项全部委托给大连昊宇国际货运代理有限公司完成。小赵是大连昊宇国际货运代理有限公司刚参加工作的报检员，公司报检经理刘鑫安排小赵负责辽宁肉类食品进出口有限公司这项业务，刘经理想通过这项业务锻炼一下小赵。

由于小赵是第一次办理报检业务，既兴奋又忐忑。为了尽快完成工作，小赵兴致勃勃地到辽宁肉类食品进出口有限公司找相关工作人员获取单证，但是得到的结果是需要请报检经理刘鑫到企业来。小赵回到公司将与企业接洽情况向刘经理做了汇报，刘经理对小赵的工作态度给予肯定并告诉小赵，只有大连昊宇国际货运代理有限公司与辽宁肉类食品进出口有限公司签署报检委托协议书之后才能开展业务。

相关知识

一、签署代理报检委托书

要取得合法的代理报检资格，大连昊宇国际货运代理有限公司须与辽宁肉类食品进出口有限公司签订代理报检委托书，如图 5-1 所示。

代理报检委托书

编号：

_____大窑湾_____ 出入境检验检疫局：

本委托人（企业备案号/统一社会信用代码（组织机构代码） _____2105961988_____ ）保证遵守国家有关检验检疫法律、法规的规定，保证所提供的委托报检事项真实、单货相符，否则，愿承担相关法律责任。具体委托情况如下：

本委托人将于 _____2016_____ 年 _____5_____ 月进口/出口如下货物：

品名	冻猪前手	H. S. 编码	0206490000
数（重）量	2310 纸箱/23100 千克	包装情况	纸箱
信用证/合同号		许可文件号	
进口货物收货单位及地址	辽宁肉类食品进出口有限公司中国辽宁大连经济技术开发区明诚路×××号	进口货物提/运单号	
其他特殊要求			

特委托 _____大连昊宇国际货运代理有限公司_____ 代理报检注册登记号 _____2100820036_____ ，代表本委托人办理上述货物的下列出入境检验检疫事宜：

☑ 1. 办理报检手续；

☑ 2. 代缴纳检验检疫费；

☑ 3. 联系和配合检验检疫机构实施检验检疫；

☑ 4. 领取检验检疫证单；

☑ 5. 其他与报检有关的相关事宜： _____协助办理进境动植物许可证_____

联系人： _____张明_____

联系电话： _____1384012××××_____

本委托书有效期至 _____2016_____ 年 _____11_____ 月 _____31_____ 日

委托人（加盖公章）

2016 年 3 月 5 日

受托人确认声明

本企业完全接受本委托书，保证履行以下职责：

1. 对委托人提供的货物情况和单证的真实性、完整性进行核实；

2. 根据检验检疫有关法律法规规定办理上述货物的检验检疫事宜；

3. 及时将办结检验检疫手续的有关委托内容的单证、文件移交委托人或其指定的人员；

4. 如实告知委托人检验检疫部门对货物的后续检验检疫及监管要求。

如在委托事项中发生违法或违规行为，愿承担相关法律和行政责任。

联系人： _____赵军_____

联系电话： _____1384526××××_____

受托人（加盖公章）

2016 年 3 月 5 日

图 5-1 代理报检委托书

二、确认进出口双方注册备案情况

在刘经理的指导下，小赵了解到检验检疫机构对境外生产企业实施注册登记管理制度，对进口肉类产品收货人实施备案管理，并根据客户提供的信息在网站上确认了双方的注册备案情况。

三、冻猪前手的检疫审批

由于该订单中的货物——冻猪前手属于动物及动物产品类，根据《中华人民共和国进出境动植物检疫法实施条例》第十一条的规定，检疫审批手续应当在贸易合同或者协议签订前办妥。因此，检疫审批手续必须先行办理，客户才能与国外客户签订贸易合同。

小赵抓紧时间着手为辽宁肉类食品进出口有限公司办理进境动植物检疫许可证。

四、取得相关单证资料

协助辽宁肉类食品进出口有限公司办理了进境动植物许可证后，该公司很快就与法国公司签订了进口冻猪前手的贸易合同。既然大连昊宇国际货运代理有限公司是该公司的合法代理报检人，就要开始做申报前的准备，小赵虚心请教准备流程，在经理刘鑫耐心的指导下，小赵开始了新的工作——取得申报单证。除了代理报检委托书外，他还需要从客户辽宁肉类食品进出口有限公司取得如下单证资料：报检预核销单、采购合同、发票、装箱单、提单、产地证、卫生证、无木质包装声明、装载肉类产品集装箱箱体动态追踪情况说明（包括集装箱装载、运输及沿途停靠港口等信息）、提货单。

五、核销手续办理

辽宁肉类食品进出口有限公司因市场原因，不能一次性完成检验检疫局所批的进口货物数量，需要进行多次进口。小赵不知道该怎样操作，于是去找报检经理刘鑫咨询相关办理手续。

刘经理让小赵先了解出入境检验检疫局对于进境动物检疫的规定，小赵通过询问了解到辽宁局动检处对在许可数量范围内分批进口、多次报检使用的肉类产品的检疫许可证实施核销。小赵准备办理相关核销手续，经理刘鑫还告诉了小赵办理业务时需要注意的事项。小赵根据委托方的委托资料和刚刚学习的内容与方法，尝试准备相关材料。

资料1：采购合同

采购合同
PURCHASE CONTRACT

合同编号 P/O#： <u>RL20160408</u>

Seller： <u>COO MA AT CO.</u>

Address：Unit 1218 – 10，12/F，Tower 8，the Gateway，2460 FRANCE

<u>买方：辽宁肉类食品进出口有限公司</u>

Buyer：MEAT IM&EX（LIAONING）LIMITED

地址：中国辽宁大连经济技术开发区明诚路1113号

Address：1113，Mingcheng Road，Dalian Economic and Technological Development Zone，Liaoning，P. R. C.

Tel：86 – 0411 – 82565888

品名	品牌	制造日期	原产国	数量	单位	单价（USD）	合计（USD）
Name	Brand	Manufacure Date	C/O	QTY	UNIT	Unit Price	Amount
FROZEN PORK FRONT FEET	COO	2016 年	FRANCE	2310	CARTON	2.98	68838

总金额（Total）：CIF DALIAN USD68838

1. 合同有效期（Expiry Date）：2016 年 12 月 30 日
2. 目的地（Destination）：DALIAN

卖方（SELLER）：COO MA AT CO.　　　　买方（BUYER）：辽宁肉类食品进出口有限公司

签章（SIGNATURE）：　　　　　　　　　　签章（SIGNATURE）：

日期（DATE）：　9 – Apr – 16　　　　　　日期（DATE）：　9 – Apr – 16

资料 2：发票

INVOICE

INVOICE NCO. RL359812

Seller： COO MA AT CO.

Address：Unit 1218 – 10，12/F，Tower 8，the Gateway，2460 FRANCE

买方：辽宁肉类食品进出口有限公司

地址：中国辽宁大连经济技术开发区明诚路 1113 号

Address：1113，Mingcheng Road，Dalian Economic and Technological Development Zone，Liaoning，P. R. C.

Tel：86 – 0411 – 82565888

品名	品牌	制造日期	原产国	数量	单位	单价（USD）	合计（USD）
Name	Brand	Manufacure Date	C/O	QTY	UNIT	Unit Price	Amount
FROZEN PORK FRONT FEET	COO	2016 年	FRANCE	2310	CARTON	2.98	68838

总金额（Total）：CIF DALIAN USD68838

Authorized Signature

资料 3：装箱单

PACKING LIST

日期： 11 – May – 16

Seller： COO MA AT CO.

Address：Unit 1218 – 10，12/F，Tower 8，the Gateway，2460 FRANCE

买方：辽宁肉类食品进出口有限公司

地址：中国辽宁大连经济技术开发区明诚路 1113 号

Address：1113，Mingcheng Road，Dalian Economic and Technological Development Zone，Liaoning，P. R. C.

Tel：86 – 0411 – 82565888

品名	品牌	制造日期	原产国	数量	单位	净重/毛重
Name	Brand	Manufacture Date	C/O	QTY	UNIT	Net Weight/Gross Weight
FROZEN PORK FRONT FEET	COO	2016 年	FRANCE	2310	CARTON	23100/24103.8

总金额（Total）：CIF DALIAN USD68838

Authorized Signature

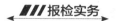

资料4：提单

Shipper COO MA AT CO. Unit 1218 – 10，12/F，Tower 8， the Gateway，2460 FRANCE	B/L No. RL2832666
Consignee MEAT IM&EX（LIAONING）LIMITED 1113，Mingcheng Road，Dalian Economic and Technological Development Zone，Liaoning，P. R. C. TEL：86 – 0411 – 82565888 FAX：86 – 0411 – 82565888	**GUANGZHOU YU HANG INTERNATIONAL SHIPPING AGENCY CO.，LTD.** **AS CARRIER**
Notify Party SAME AS CONSIGNEE	**Bill of Lading** The below particulars are according to the declaration of the shipper. The Carrier received the below goods in apparent good order and condition. Unless otherwise specified. For carriage to the place as agreed below subject to the terms of this bill of this lading including those on the back page. If required by the carrier. One original of this bill of lading must be surrendered duly endorsed in exchange for the goods. In witness whereof the original bill of lading has been signed in the number stated below. One of which being accomplished the others to be void.

Pre-carriage by	Place of Receipt	

Vessel
NORTHERN JAVELIN
1401
	Port of Loading
	LE HAVRE，FRANCE
		See terms on reverse
		DELIVERY AGENT：
		  GUANGZHOU YU HANG INTERNATIONAL SHIPPING AGENCY CO.，LTD.
		  T：8229 5362/8229 5363 F：8229 6601

Port of Discharge Dayaowan of Dalian Port	**Place of Delivery** DCT	

Marks & Nos. Container/Seal No. CONTAINER NO. / SEAL NO. / SIZE： TEXU3126541/ 335261/40 Total No. of Containers or Packages（in words）	No. of Containers or Packages （CY/CY） 2310 CARTONS	Kinds of Packages；Description of Goods FROZEN PORK FRONT FEET	Gross Weight 24103.8KGS	Measurement 40.00CBM
		TTL；ONE （1×40'） CONTAINER （S）ONLY		

Freight & Charges	The contract evidenced by this bill of lading is governed by the laws of the Hong Kong special administrative region. Any proceedings against the carrier must be brought in the courts of the Hong Kong special administrative region and no other court.
Excess Value Declaration as Per Clause 11.4	Place and Date of Issue 8，MAY，2016

	Freight Payable	Signature and stamp of the carrier or agent GUANGZHOU YU HANG INTERNA- TIONAL SHIPPING AGENCY CO.，LTD. 广州宇航国际船舶代理有限公司
	No. of Original B（s）/L 3	

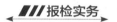

续　表

1. Expéditaur（nom, adresse, pays）Consignor Expedidor 发货人 COO MA AT CO. Unit 1218 – 10，12/F，Tower 8，the Gateway，2460 FRANCE	No.	COPIE
2. Destinataire（nom, adresse, pays）Consignee Destinatario 收货人 MEAT IM&EX（LIAONING）LIMITED 1113，Mingcheng Road, Dalian Economic and Technological Development Zone，Liaoning，P. R. C. TEL：86 – 0411 – 82565888 FAX：86 – 0411 – 82565888	**COMMUNAUTÉEUROPÉENNE** EUROPEAN COMMUNITY COMUNIDAD EUROPEA 欧洲共同体 **CERTIFICAT D'ORIGINE** CERTIFICATE OF ORIGIN CERTIFICADO DE ORIGEN 原产地证明	
	3. Pays d'origine Country of origin Pais de origen 原产国 FRANCE	

| 4. Informations relatives au transport（mention facultative）Transport details Expedicion　运输情况
FAUVEDER
CONTAINER NO. TEXU3126541/335261/40 | 5. Remarques Remarks Observaciones
备注
RL20160408
ORIGIN FRANCE ||

| 6. N°d'ordre；marques, nombre et nature des colis；désignation des marchandises
Item number；marks，numbers，number and kind of packages；description of goods
N°de orden；marcas，numeros，nombre y naturaleza de los bultos；designacion de las mercancias
序号；商标；号码；包装件数量和性质；商品种类；
PIEDS AVANT 10KGS　　　　2310CTNS
CUSTOM COD02064900
FROZEN PORK FRONT FEET
　　　　　TOTAl　　2310CTNS | 7. Quantité Quantity Cantidad
数量
23100. 0　KGS　NET
24103. 8　KGS　BRUT
23100. 0　KGS　NET
24103. 8　KGS　BRUT ||

| 8. L'autorlté soussignée certifie que les marchandises désignées ci · dessus sont originaires du pays figurant dans la case N°3
THE UNDERSIGNED AUTHORITY CERTIFIES THAT THE GOODS DESCRIBED ABOVE ORIGINATE IN THE COUNTRY SHOWN IN BOX 3
LA AUTORIDAD INFRASCRITA CERTIFICA QUE LAS MERCANCIAS DESIGNADAS SON ORIGINARIAS DEL PAIS INDICADO EN LA CASILLA N°3
 签发该证当局证实上述商品原产于第3栏内所注明的国家

Lieu et date de délivrance；désignation，signature et cachet de l'autoriité compétente
Place and date of issue；name，signature and stamp of competent authority
Lagar y fecha de expedicion；dcsignacion；fima y sello de la autoridad competente
发证地点和日期；发证当局的名称、签字和印章 |||

资料 5：原产地证书

正本 / Original ☑   副本 / Duplicata ☐   证书号 / Certificat n° / Certificate n° : FR22131979HC
Nombre total de duplicatas délivrés/Total number of copies issue

REPUBLIQUE   FRANCAISE

MINISTERE DE L'AGRICULTURE, DE L'ALIMENTATION, DE LA PECHE ET DES AFFAIRES RURALES
MINISTRY OF AGRICULTURE, FOOD, FISHERIES AND RURAL AFFAIRS
法国农业、渔业及农村事务部

CERTIFICAT SANITAIRE POUR L'EXPORTATION VERS LA REPUBLIQUE
POPULAIRE DE CHINE DE VIANDES DE PORC DESTINEES A LA VENTE EN L'ETAT(¹)
*HEALTH CERTIFICATE FOR PIG MEAT INTENDED FOR EXPORT FOR SALE
TO THE PEOPLE'S REPUBLIC OF CHINA (¹)*
向中国出口用于销售的猪肉产品的卫生证书

Pays exportateur / Country of dispatch / 输出国

FRANCE

Autorité compétente (²) / Competent authority (²) / 主管当局

DIRECTION DEPARTEMENTALE DE LA PROTECTION DES POPULATIONS 22

I.   **IDENTIFICATION DES VIANDES DE PORC / IDENTIFICATION OF PIG MEAT**
所证明猪肉产品的详情

Nature des pièces ou produits / Name of cuts or products / 产品名称

FROZEN PORK FRONT FEET

PIEDS AVANT DE PORC CONGEL
Nombre de colis / Number of packages / 件数

2310
Poids net / Net weight / 净重

23.1t

Date de l'abattage et de l'inspection (viande fraîche ou congelée), ou date de fabrication (produits)
Date of slaughter and meat inspection (fresh or frozen meat), or date of processing (meat products)
屠宰和检验日期（鲜肉或冻肉），或生产日期（猪肉产品）

SLAUGHTERING DATE FROM 07 1 2016 to 19 1 2016 FREEZING DATE FROM 08 1 2016 to 20 1 2016

Température imposée durant l'entreposage et le transport / Temperature required during storage and transport
储藏及运输的温度要求

−18℃

Identification des colis / Identifying marks of packages / 包装箱识别
FR.22.093.001.CE

Numéro des scellés du container / Identification number of the seal of container
集装箱封识号

335261

CN VFC OCT 04

（图片为扫描件，清晰度欠佳，仅供示意参考）

资料6：提货单

广州宇航国际船舶代理有限公司
GUANGZHOU YU HANG INTERNATIONAL SHIPPING AGENCY CO.，LTD.
进口集装箱货物提货单

NO.

船档号

港区场站

| 收货人名称 | | | 收货人开户 | |
| 辽宁肉类食品进出口有限公司 | | | 银行与账户 | |

船名 NORTHERN JAVELIN	航次 1401	起运港 LEHANRE，FRANCE	目的港 Dayaowan of Dalian Port	船舶预计到港时间 2016－05－28
提单号 RL2832666	交付条款 CY/CY	卸货地点 DCT	进库场日期	第一程运输

标记与集装箱号	货名	集装箱数或件数	重量（KGS）	体积（m³）
N/M TEXU3126541/335261/40	FROZEN PORK FRONT FEET	2310PACKAGES 40×1	24103.8	40.00

	收货人章	海关章
船代公司重要提示： （1）本提货单中有关船、货内容按照提单的相关显示填制； （2）请当场核查本提货单内容错误之处，否则本公司不承担由此产生的责任和损失（Error and Omission Excepted）； （3）本提货单仅为向承运人或承运人委托的雇佣人或替承运人保管货物订立合同的人提货的凭证，不得买卖转让（Nonnegotiable）； （4）在本提货单下，承运人代理人及雇佣人的任何行为，均应被视为代表承运人的行为，均应享受承运人享有的免责、责任限制和其他任何抗辩理由（Himalaya Clause）； （5）本提货单所列的船舶预计到港时间，不作为申报进境和计算滞包金、滞箱费、疏港费等起算的依据，货主不及时换单和提货造成的损失，责任自负； （6）本提货单中的中文译文仅供参考。 广州宇航国际船舶代理有限公司 盖章有效 年　月　日	检验检疫章	
注意事项： 1. 本提货单需要有船代放货章和海关放行章后方生效。凡属法定检验、检疫的进口商品，必须向检验检疫机构申报。 2. 提货人到码头公司办理提货手续时，应出示单位证明或经办人身份证明。提货人若非本提货单记名收货人，还应当出示提货单记名收货人开具的证明，以表明其为有权提货人。 3. 货物超过港存期，码头公司可以按《上海港口货物疏运管理条例》的有关规定处理。在规定期间无人提取的货物，按《海关法》和国家有关规定处理。		

资料7：报检预核销单

报检预核销单

申请单位：辽宁肉类食品进出口有限公司　　　　　　　　报检单号：2101001131545005

许可证内容			
许可证号	AH0013191221	产品代码	0206490000
产品名称	冻猪前手	品种	动物产品
输出国家或地区	法国	产地	法国
进境口岸	大连大窑湾	进境日期	2016－05－28
结关地	大连大窑湾	目的地	大连市金州
运输方式	海运	用途	食用
运输路线	FROM LE HAVRE FRANCE TO DAYAOWAN OF DALIAN PORT CHINA BY SEA		
有效期限	2016－03－20 至 2016－11－20		
境外生产、加工、存放单位	COO MA AT CO.		
进境后的隔离检疫场所			
进境后的生产、加工、使用、存放单位	辽宁肉类食品进出口有限公司		
核销数据			
审批数量	9240 纸箱/92400 千克	上次余额	9240 纸箱/92400 千克
核销序号	1	报检数量	2310 纸箱/23100 千克
打印时间	2016 年 3 月 25 日	剩余数量	6930 纸箱/69300 千克
检疫要求			
需法国官方检验检疫机关根据《中华人民共和国动植物检疫法》及其相关规定出具检验检疫证书，并提供原产地证书，请大连检验检疫局验证、现场检疫。			

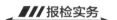

资料 8：集装箱箱体动态追踪情况说明

集装箱箱体动态追踪情况说明

提单号码　RL2832666

TEXU3	目前最终目的港的最终到港时间	装船 20 days ago at
126541		LE HAVRE, FRANCE
40'Reefer	28 May 2016，13：30	

20 APR 2016

17：03　　　　　　　　　　　　　　　　　　　　重柜进站

22 APR 2016

05：14　　　　　　　　　　　　　　　　装船 on NORTHERN

JAVELIN 1401

Dalian Port Container Terminal Co., Dalian, Liaoning, China

28 MAY 2016

12：00　　　　　　　　　　　　　　　　　　　卸船

DECLARATION OF NO-WOOD PACKING MATERIAL

TO THE SERVICE OF CHINA ENTRY & EXIT INSPECTION QUARANTINE IT IS DECLARED THAT THIS SHIPMENT FROZEN PORK FRONT FEET/2310 CARTONS/24103. 8KGS （QUANTITY） DOES NOT CONTAIN WOOD PACKING MATERIAL.

VESSEL：NORTHERN JAVELIN 1401

B/L NO.：RL2832666

NAME OF EXPORT COMPANY：

COO MA AT CO.

DATE：13 APR, 2016

1. 核销手续的办理申请

货物到港后，进口单位或其代理人凭以下材料联系口岸检验检疫机构进行核销手续办理：报检预核销单、提货单、海运提单、装载肉类产品集装箱箱体动态追踪情况说明（包括集装箱装载、运输及沿途停靠港口等信息）、正本卫生证书、正本产地证书、合同、箱单、发票、无木质包装声明、报检委托书。

2. 对货物进行预核销

货物到港后，小赵作为进口单位的代理人将凭相关材料联系口岸检验检疫机构进行核销手续办理。核销手续办理顺利，完成核销后，就要进行正式的申报了。

六、填写报关单申报

1. 缮制报关单草单

小赵按照刘经理的嘱咐，完成所有报关附属单据的准备工作。但刘经理告诉他，报关申报环节最关键的单据还没有完成。小赵问刘经理，那这个最关键的单据是什么呢？它在报检环节中起到什么样的作用呢？

刘经理告诉小赵，这个关键的单据叫作报关单。但在向中国贸易单一窗口系统录入报关单信息之前，应该根据委托人所提供的相关资料缮制报关单草单。

报关单填写是办理报关手续最基础的工作，同时也是非常重要的一个环节。报关单填制看起来非常简单，但是在实际业务中，许多报关员在填制报关单时往往会出现这样或那样的错误。报关单填制过程中一个小的错误或不规范都会对检验检疫工作产生非常大的影响。因此，填写报关单是每名报关员必须熟练掌握的一项基本技能。

2. 预录入报关单并进行复核和电子申报

小赵将报关单草单交给刘经理审核，刘经理让小赵将报关草单的信息预录入到中国贸易单一窗口系统。对录入完的报关单进行审核后，要求小赵将报关信息通过中国贸易单一窗口系统发送给检验检疫局终端。

七、配合检验检疫部门查验

任务没有完成，小赵继续努力，联系检验检疫机构对该批货物进行检验检疫，并配合检验检疫部门进行取样验货。

1. 进口肉类产品应当从中华人民共和国海关总署指定的口岸进口，进口肉类产品的现场检验检疫要求

（1）检查运输工具是否清洁卫生、有无异味、控温设备设施运作是否正常，温度记录是否符合要求。

（2）核对货证是否相符，包括集装箱号码和铅封号、货物的品名、数/重量、输出国家或者地区、生产企业名称或者注册号、生产日期、包装、唛头、输出国家或者地区官方证书编号、标识或者封识等信息。

（3）查验包装是否符合食品安全按国家标准要求。

（4）预包装肉类产品的标签是否符合要求。

（5）对鲜冻肉类产品还应当检查新鲜程度、中心温度是否符合要求、是否有病变以及肉眼可见的寄生虫包囊、生活害虫、异物及其他异常情况，必要时进行蒸煮试验。

（6）进口鲜冻肉类产品包装应当符合一定的要求。①内外包装使用无毒、无害的材料，完好无破损。②内外包装上应当标明产地国、品名、生产企业注册号、生产批号。③外包装上应当以中文标明规格、产地（具体到州/省/市）、目的地、生产日期、保质期、储存温度等内容，目的地应当标明中华人民共和国，加施输出国家或者地区官方检验检疫标识。

进口鲜冻肉类产品经现场检验检疫合格后，运往检验检疫机构指定地点存放。

2. 配合检验检疫部门查验操作步骤

（1）预约检验检疫，大连昊宇国际货运代理有限公司派报检员小赵到查验现场，陪同检验检疫相关人员查货取样。

（2）报检员小赵按照要求搬移货物，开拆包装及重新封装货物。

（3）报检员小赵如实回答查验人员的询问，并提供必要的资料。

（4）查验、取样结束后，报检员小赵认真阅读查验人员填写的"抽/取样凭证"。

（5）取样完成后，检验检疫工作人员要求报检员小赵把货物送到检验检疫机构指定冷库进行存放。

八、领取检验检疫证书

小赵在配合完查验后，进入出证环节。小赵了解到肉类产品进口没有检验检疫机构出具的入境货物检验检疫证明是不允许企业进行销售或使用的，接下来小赵进入办取入境货物检验检疫证明的流程。

1. 检验检疫要求

经检验检疫合格的，检验检疫机构签发入境货物检验检疫证明，准予生产、加工、销售和使用。入境货物检验检疫证明应当注明产品的集装箱号、生产批次号、生产厂家及唛头等追溯信息。

经检验检疫不合格的，签发检验检疫处理通知书。涉及人身安全、健康和环境保护以外项目不合格的，可以在检验检疫机构的监督下进行技术处理，经重新检验检疫合格的，方可销售或者使用。有下列情形之一的，做退回或者销毁处理：

（1）需办理进口检疫审批的产品，无有效进口动植物检疫许可证的。

（2）需办理注册的产品生产企业未获得中方注册的。

（3）无输出国家或者地区官方机构出具的有效检验检疫证书的。

（4）涉及人身安全、健康和环境保护项目不合格的。

小赵认真学习检疫要求，核对自己办理的业务流程及取得的相关资质，确认已符合检验检疫的要求。

2. 领取检验检疫证书的操作步骤

小赵开始领取检验检疫证书，其具体操作步骤为：①在中国国际贸易单一窗口中输入报关单号查询。②查询到"检验检疫编号 120000001276000 已被检务收单，收单日期为×年×月×日，单证类型为 null，单证格式为 5-1 入境货物检验检疫证明。可在大窑湾海关本部领取单证，领取密码是××××"，领取入境货物检验检疫证明。③回到公司后，复印留底。④将正本入境货物检验检疫证明邮寄给客户。

九、结算费用

小赵终于完成该笔业务，长舒了一口气，但刘经理对他说，还有最后一步没有完成，让他自己思考还需要做什么。

小赵百思不得其解，只好求助刘经理。刘经理告诉他对一个企业来说，最关键的是营业利润，所以小赵应该对该笔业务中所支付的费用，包括代垫费用，进行整理计算，以便与委托人辽宁肉类食品进出口有限公司结算费用（报检业务中可能存在的主要费用包括冷库仓储费、报检代理费、商检费、代垫费用、代办证件费用、配送车辆运输费、包干费等）。

任务二 出境报检方案设计

任务导入

小赵是大连昊宇国际货运代理有限公司的报检员，大连昊宇国际货运代理有限公司报检经理刘鑫安排小赵办理一票货物出口报检，详细业务情况如下所述。

辽宁肉类食品进出口有限公司（2105961988）拟将出口到日本的一批养殖鲤鱼于2016年9月15日前海运出境，辽宁肉类食品进出口有限公司委托大连昊宇国际货运代理有限公司全权办理该批货物的出口报检手续。

✎ 相关知识

一、注册备案条件

1. 一般要求

注册备案条件的一般要求包括：①具有良好的能够满足饲养、包装和卫生防疫要求的养殖设施和包装材料；②具有能够与养殖规模相适应的配套养殖、管理、卫生防疫和药物使用的规章制度，养殖各环节有历史记录档案；③场区环境卫生状况良好，水源充足，养殖用水符合国家渔业水质标准；④严格遵守国家有关药物管理和使用规定，没有存放和使用国家禁止使用的药物；⑤食用水生动物投喂的饲料符合《出口食用动物饲用饲料检验检疫管理办法》要求；⑥能够自觉接受当地出入境检验检疫部门的监管。

2. 池塘养殖场、中转包装场（以下也称中转场）应符合的条件

池塘养殖场、中转包装场应符合以下两个条件：①场区布局合理，具有独立的引进水生动物的隔离池和水生动物出口前的隔离养殖池，具有满足隔离条件的进排水设施；②具有与外部环境隔离的设施。

3. 开放性水域养殖场应符合的条件

开放性水域养殖场应符合以下3个条件：①养殖区域无特定的水生动物疫病；②具有当地渔业或其他政府部门提供的水质监测资料；③具有完整的网箱及隔离设施。

二、注册登记应提供的材料

申请注册备案的养殖场、中转包装场向所在地的直属检验检疫机构提交出境水生动物养殖场/中转包装场检验检疫注册登记申请表，如图5-2所示，并提供以下资料一式三份，同一单位所属不同地点的饲养场应分别申请。

（1）养殖场、中转包装场平面图和照片（样本）。

（2）渔业部门颁发的养殖许可证和工商营业执照复印件。

（3）质量管理保证手册。

（4）活鱼进出场、饲料、用水、疾病防治、消毒用药、疫苗和卫生管理等管理制度。

三、检验检疫机构审核

收到申请材料后，由检验检疫机构开展以下工作。

（1）材料审核：对申请注册所提供材料的真实性及准确性进行审核。

出境水生动物养殖场/中转包装场
检验检疫注册登记申请表

申 请 单 位：_____

受理检验检疫机构：_____

申 请 日 期：_____

中华人民共和国海关总署监制

养殖场/中转场名称	（中文）	
	（英文）	
养殖场/中转场法定地址（营业执照）	（中文）	
	（英文）	
养殖场/中转场实际地址	（中文）	
	（英文）	
联系电话	邮政编码	
法人代表及代码	联系电话	
	养殖许可证号	
营业执照编号	海域使用证号	
注册登记类型	□养殖 □中转	
企业类别	□国营 □集体 □私营 □合资 □独资 □其他	
养殖场/中转场面积（亩/平方米）		
养殖类型	池塘□ 网箱□ 滩涂□ 湖泊□ 底播□ 其他□	
养殖场/中转场池塘或者网箱数及编号		
养殖/中转品种（养殖场需列明注册登记种类的养殖面积和年生产量）	□鱼类： □软体类： □甲壳类： □其他：	
注册品种养殖周期		

图5-2 出境水生动物养殖场/中转包装场检验检疫注册登记申请表

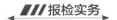

出口用途	□食用 □种用 □观赏 □其他	
种苗来源	□自捕 □自繁 □境外引进 □境内引进	
养殖场/中转场周围污染源	□有 □无	
水　源	□井水 □自来水 □河水 □海水 □水库 □溪水 □淡水湖 □其他	
引水、排水设施	□有 □无 □引、排分流	

饲料/饵料使用情况	
饲料/饵料名称	主要成分

常用消毒、杀虫、净水药浓度和使用方法	
药物名称	浓度和使用方法

提供附件材料名称	
申请企业声明	本企业声明：本企业向出入境检验检疫机构申请作为出境水生动物注册登记养殖场□/中转场□，并严格遵守《出境水生动物检验检疫监督管理办法》的有关规定，申报资料属实，自愿接受出入境检验检疫机构的监督和管理。 法人：　　　　　　　（签名、单位公章） 　　　　　　　　　　　　年　月　日

图5-2　出境水生动物养殖场/中转包装场检验检疫注册登记申请表（续）

以下由出入境检验检疫机构填写	
申请文件 审核意见	审核人： 年 月 日
现场评审 意见	评审组组长（签名） 参加评审人员（签名） 年 月 日
直属局主管 部门意见	负责人（签名） 单位盖章： 年 月 日
直属局 意见	负责人（签名） 单位盖章： 年 月 日

图 5-2 出境水生动物养殖场/中转包装场检验检疫注册登记申请表（续）

（2）现场考核：检验检疫机构派人员按注册备案条件进行审核，同时抽取鱼样、水样、饲料样品送实验室进行检疫批准注册，审核考核合格的，准予注册，给予注册号，报中华人民共和国海关总署备案。

（3）备案后由所在地直属检验检疫机构发放出境水生动物养殖场、中转包装场注册备案证书，有效期5年。

（4）对取得检疫注册备案资格的养殖场、中转包装场每年进行一次年度审核，检验检疫机构至少每半年对养殖场和中转包装场进行检查。

四、不予注册的情况

（1）不符合出境水生动物注册备案养殖场、中转包装场要求的，未按要求整改的。

（2）不按规定接受年审的。

（3）使用禁用药物的。

（4）首次检出限用药物超标的，限期整改，一年内累计3次检出超标的，取消注册备案资格。

五、检疫监管

对注册备案养殖场、中转包装场实行监督管理制度，要求注册备案养殖场、中转包装场严格执行水生动物的进出场、饲料、用水、疾病防治和消毒用药及卫生管理制度等，建立记录表册和档案，明确各个环节的管理责任人及其职责，如实填写养殖日志，如图5-3所示。

从国内其他出口活鱼注册备案养殖场引进鱼时，应持调出鱼的养殖场所在地检验检疫机构出具的证明，到引进地检验检疫机构登记。引进的活鱼经隔离饲养至少5天，未发现疫情的，方可和本场其他鱼混养。

根据年度出口动物及动物产品药物残留监控计划，结合本地实际对注册备案养殖场、中转包装场做药物残留检测。

注册备案养殖场、中转包装场应建立疫情报告制度。发生疫情或疑似疫情时，必须及时采取紧急预防措施，并于10小时内向所在地检验检疫机构报告。

注册备案养殖场、中转包装场不得饲喂及存放国家禁止使用的药物和动物促生长剂。对国家允许使用的药物和动物促生长剂的名称、种类、使用时间、剂量、给药方式等建立管理手册等。

检验检疫机构每年至少1次对注册备案养殖场、中转包装场养殖用水水质进行检测。

运载水生动物容器、用水、运输工具必须符合检验检疫卫生要求。

日期	相关数据				饲料投喂			病害及用药		备注
	天气	水温（℃）	透明度（cm）	水深（m）	饲料来源	投喂量（千克）	摄食情况	主要症状	用药名称、方法及剂量	

图 5 - 3　养殖日志

报检员小赵学习完检验检疫机构对养殖场与中转包装场的检验检疫相关要求后，帮助客户辽宁肉类食品进出口有限公司确认其购入的养殖活鲤鱼的养殖场和中转包装场的相关资质。

第一步：注册登记确认

报检员小赵首先认真学习了与出口水生动物的注册备案相关的要求。

第二步：报检

报检员小赵按照客户辽宁肉类食品进出口有限公司的出口计划，提前 7 天填写好出境货物报检单向大连检验检疫机构申报，申报时报检员小赵申明了拟组织货源的出口注册备案养殖场、中转包装场名称，检验检疫机构严禁从非注册备案养殖场、中转包装场组织货源出口水生动物，并准备了注册备案养殖场、中转包装场注册证书，以及相关的贸易单证等。

第三步：检疫出证

报检员小赵配合检验检疫工作人员对拟出口的活鲤鱼进行了检验检疫，经检验检疫货物符合相关要求，检验检疫机构出具了出境货物通关单，如图 5 - 4 所示，报检员小赵根据客户合同中的要求，还向检验检疫机构要求出具证书，检验检疫机构出具的动物卫生证书，如图 5 - 5 所示，准予该批货物出境。

中华人民共和国出入境检验检疫
出境货物通关单

编号：

1. 发货人		5. 标记及号码
2. 收货人		
3. 合同/信用证号	4. 输往国家或地区	
6. 运输工具名称及号码	7. 目的地	8. 集装箱规格及数量

9. 货物名称及规格	10. H. S. 编码	11. 申报总值	12. 数/重量、包装数量及种类

上述货物业经检验检疫，请海关予以放行。

口岸监督管理局
出口备案专用章

签字：   日期： 年 月 日

13. 备注

本通关单自签发之日起 15 日内有效。

图 5-4 出境货物通关单

中华人民共和国出入境检验检疫

ENTRY-EXIT INSPECTION AND QUARANTINE OF
THE PEOPLE'S REPUBLIC OF CHINA

动物卫生证书
ANIMAL HEALTH CERTIFICATE

编号 No.

发货人名称及地址
Name and Address of Consignor _____

收货人名称及地址
Name and Address of Consignee _____

动物种类 　　　　　　　　　　　　　动物学名
Species of Animals _____ Scientific Name of Animals _____

动物品种 　　　　　　　　　　　　　产地
Breed of Animals _____ Place of Origin _____

报检数量 　　　　　　　　　　　　　检验日期
Quantity Declared _____ Date of Inspection _____

启动地 　　　　　　　　　　　　　　发货日期
Place of Despatch _____ Date of Despatch _____

到达国家地区 　　　　　　　　　　　运输工具
Country/Region of Destination _____ Means of Conveyance _____

印章 　　　签证地点 Place of Issue _____ 签证日期 Date of Issue _____
Official Stamp 　　授权签字人 Authorized Officer _____ 签名 Signature _____

中华人民共和国出入境检验检疫机关及其官员或代表不承担本证书的任何财经责任。

No financial liability with respect to this certificate shall attach to the entry-exit inspection and quarantine authority of the P. R. of China or to any of its officers or representative.

图 5-5　动物卫生证书

第四步：监装

检验检疫机构根据要求对该批货物进行监装，在出境装运现场实施监装。监装时，检验检疫机构工作人员确认了出口活鱼是来自检验检疫机构注册备案养殖场、中转包装场，并经检验检疫合格的；临床检查无任何传染病、寄生虫病症状和伤残；运输工具及装载器具经消毒处理，符合检验检疫卫生要求；核定了出口数/重量，最后加施了检验检疫封识。报检员小赵全程配合检验检疫工作人员完成该批货物的监装。

报检员小赵将客户的货物按时装船发运出境，完成了该项报检任务，然后他对该笔业务中涉及的相关费用进行了核算，方便与客户进行结算。

参考文献

［1］报检员资格考试委员会．报检员资格全国统一考试教材：2013 年版〔M〕．北京：中国标准出版社，2013．

［2］童宏祥．报检实务〔M〕．2 版．上海：上海财经大学出版社，2010．

［3］王桂英，赵阔．出入境报检操作实务〔M〕．北京：中国海关出版社，2011．

［4］郑辉英，曹小红．报检实务〔M〕．北京：北京理工大学出版社，2012．

［5］田南生，李贺．报检实务〔M〕．大连：东北财经大学出版社，2010．

［6］肖旭，韩斌．报检实务〔M〕．北京：高等教育出版社，2009．